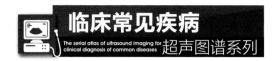

临床常见疾病
The serial atlas of ultrasound imaging for clinical diagnosis of common diseases
超声图谱系列

中国医药教育协会超声医学专业委员会　组织编写
尹立雪　丛书主编

血管超声诊断
临床图解

穆玉明　主编

化学工业出版社
·北京·

本书是"临床常见疾病超声图谱系列"专著之一，由中国医药教育协会超声医学专业委员会组织国内近百名临床一线专家编写。

《血管超声诊断临床图解》共五章，介绍了颅脑血管、颈部血管、四肢血管、腹部血管及门脉系统的常见疾病，约40种血管疾病。精选血管病的典型超声病例图200余幅，重点阐述了疾病的超声特征及诊断要点，并对每种疾病的病因学、病理解剖、病理生理及临床表现要点作概括介绍。

本书图文并茂，适合超声医师和血管病相关科室临床医师学习参考。

图书在版编目（CIP）数据

血管超声诊断临床图解/穆玉明主编． —北京：化学
工业出版社，2019.9
（临床常见疾病超声图谱系列）
ISBN 978-7-122-34832-6

Ⅰ．①血… Ⅱ．①穆… Ⅲ．①血管疾病－超声波
诊断－图解 Ⅳ．①R543.04-64

中国版本图书馆CIP数据核字（2019）第141267号

责任编辑：陈燕杰　　　　　　　　　　　　文字编辑：何　芳
责任校对：宋　玮　　　　　　　　　　　　装帧设计：王晓宇

出版发行：化学工业出版社（北京市东城区青年湖南街13号　邮政编码100011）
印　　装：天津图文方嘉印刷有限公司
710mm×1000mm　1/16　印张11　字数203千字　　2019年11月北京第1版第1次印刷

购书咨询：010 64518888　　　　　　　　售后服务：010-64518899
网　　址：http://www.cip.com.cn
凡购买本书，如有缺损质量问题，本社销售中心负责调换。

定　　价：128.00元

"临床常见疾病超声图谱系列"编委会

刘广健　中山大学附属第六医院

刘庆华　山东大学齐鲁儿童医院

孙颖华　复旦大学附属儿科医院

何　文　首都医科大学附属北京天坛医院

邹如海　中山大学肿瘤防治中心

张新玲　中山大学附属第三医院

陈　琴　电子科技大学附属医院·四川省人民医院

林　洲　深圳市儿童医院

赵博文　浙江大学医学院附属邵逸夫医院

袁建军　河南省人民医院

高　峻　武汉儿童医院

唐　杰　解放军总医院第一医学中心

常　才　复旦大学附属肿瘤医院

彭玉兰　四川大学华西医院

舒先红　复旦大学附属中山医院

詹维伟　上海交通大学医学院附属瑞金医院

本书主要编写人员

主　　编　穆玉明

副 主 编　何　文　唐　杰　田家玮

主要编写人员 （按姓氏笔画为序）

王　燕（上海交通大学附属第六人民医院）

田家玮（哈尔滨医科大学附属第二医院）

冉海涛（重庆医科大学附属第二医院）

刘丽文（空军军医大学第一附属医院西京医院）

李建初（中国医学科学院北京协和医院）

何　文（首都医科大学附属北京天坛医院）

张群霞（重庆医科大学附属第二医院）

陆恩祥（辽宁中医药大学第一临床学院）

罗葆明（中山大学孙逸仙纪念医院）

赵博文（浙江大学医学院附属邵逸夫医院）

袁丽君（空军军医大学唐都医院）

唐　杰（解放军总医院第一医学中心）

康春松（山西医学科学院山西大医院）

温朝阳（北京大学国际医院）

谢明星（华中科技大学同济医学院附属协和医院）

穆玉明（新疆医科大学第一附属医院）

秘　　书　杨灵洁（新疆医科大学第一附属医院）

丛书序

超声医学是半个多世纪以来对人类生命健康和疾病控制影响最为深远的临床医学交叉学科之一。其便捷的可视化人体解剖和功能观测能力为临床疾病的诊断和治疗提供了丰富的系统性信息，有助于人类疾病病因的快速确定以及病理生理机制的精准把握，其在临床的广泛应用已经深刻地改变了整个临床医学的面貌。

与世界同步，超声医学在我国的临床应用已有近60年的发展历程。超声医学作为一个重要的临床平台学科，其临床应用已经深入到许多临床学科和专业的多个诊疗环节，为各个临床学科的业务开展和发展提供了坚实的保障。随着超声医学学科的不断发展，其已经从临床辅助学科逐步发展成为指导临床各学科进行更为精准诊疗活动的重要前导性临床学科。

如何在我国基层医院充分应用好超声医学技术，以促进基层医疗机构各学科的专业技术体系建设，快速提升基层医疗机构的临床诊断和治疗服务能力，更好地服务于我国基层的医疗改革战略部署，是我国每一个超声医学学术组织和专家所面临的重大课题。

中国医药教育协会超声医学专业委员会组织全国百余名知名专家，编写了"临床常见疾病超声图谱系列"专著。该图谱系列专著分为超声基础、心脏、血管、腹部、儿科、浅表器官、妇科、产前诊断与胎儿畸形等分册。编撰该系列的目的是以较为通俗易懂的方式，为基层医疗机构超声医学医师对临床常见疾病的临床诊断，提供简洁明了的技术指导。参与编写的超声医学专家把他们多年的临床工作经验凝聚成为本图谱系列的精华，与全国基层超声医师进行分享。在此，对各位专家的辛勤工作和付出表示衷心的感谢！

相信"临床常见疾病超声图谱系列"专著的出版和发行会为促进我国超声医学在基层医疗机构的规范化、标准化和同质化应用，保障基层医疗机构的医疗质量和医疗安全发挥重要的作用。

中国医药教育协会超声医学专业委员会主任委员
四川省超声医学质量控制中心主任
尹立雪
2019年8月于成都

前言

　　血管超声技术是目前临床诊断血管疾病的重要手段和方法之一。《血管超声诊断临床图解》从临床需求出发，本着实用的原则，以临床常见病和多发病为重点，通过对疾病的阐述和对疾病典型图谱的展示，全面介绍了常见血管疾病的超声表现和诊断要点。

　　本书介绍了颅脑、颈部、四肢、腹部及门脉系统的常见血管疾病。由国内多位知名专家共同编写而成，在编写过程中倾注了各位编委的心血、智慧和临床实践经验。书中精选约40种血管病的典型超声病例图200余幅，重点阐述了疾病的超声特征及诊断要点，并对每种疾病的病因学、病理解剖、病理生理及临床表现要点作概括介绍。本书内容简洁，图文并茂，开卷即释，不失为临床医师和超声医师的一本实用工具书。

　　由于血管疾病内容繁杂，编者时间和精力有限，书中难免存在疏漏之处，恳请读者批评指正。

穆玉明

2019 年 8 月

目录

第一章　颅脑血管疾病 / 1

第一节　脑动静脉畸形 / 1

一、病因学 / 1

二、病理解剖和病理生理 / 1

三、临床表现 / 1

四、典型病例超声图像特征及
诊断要点 / 2

五、超声图像鉴别诊断 / 11

六、临床价值 / 11

第二节　颅内血管狭窄和闭塞 / 14

一、病因学 / 14

二、病理解剖和病理生理 / 14

三、临床表现 / 14

四、典型病例超声图像特征及
诊断要点 / 14

五、超声图像鉴别诊断 / 16

六、临床价值 / 16

第三节　颅内动脉瘤 / 16

一、病因学 / 16

二、病理解剖和病理生理 / 17

三、临床表现 / 17

四、典型病例超声图像特征及
诊断要点 / 18

五、超声图像鉴别诊断 / 21

六、临床价值 / 21

第四节　颈动脉海绵窦瘘 / 21

一、病因学 / 21

二、病理解剖和病理生理 / 21

三、临床表现 / 22

四、典型病例超声图像特征及
诊断要点 / 22

五、超声图像鉴别诊断 / 24

六、临床价值 / 24

第二章　颈部血管疾病 / 25

第一节　颈动脉狭窄和闭塞性疾病 / 25

一、病因学 / 25

二、病理解剖和病理生理 / 25

三、临床表现 / 25

四、典型病例超声图像特征及
诊断要点 / 26

五、超声图像鉴别诊断 / 31

六、临床价值 / 33

第二节　颈动脉夹层 / 33

一、病因学 / 33

二、病理解剖和病理生理 / 34

三、临床表现 / 34

四、典型病例超声图像特征及
诊断要点 / 34

五、超声图像鉴别诊断 / 38

六、临床价值 / 39

第三节 颈动脉肌纤维发育不良 / 39

一、病因学 / 39

二、病理解剖和病理生理 / 39

三、临床表现 / 40

四、典型病例超声图像特征及
诊断要点 / 40

五、超声图像鉴别诊断 / 41

六、临床价值 / 42

第四节 颈动脉真性、假性动脉瘤 / 42

一、病因学 / 42

二、病理解剖和病理生理 / 43

三、临床表现 / 43

四、典型病例超声图像特征及
诊断要点 / 43

五、超声图像鉴别诊断 / 46

六、临床价值 / 46

第五节 颈动脉多发大动脉炎 / 46

一、病因学 / 47

二、病理解剖和病理生理 / 47

三、临床表现 / 47

四、典型病例超声图像特征及
诊断要点 / 48

五、超声图像鉴别诊断 / 57

六、临床价值 / 57

第六节 锁骨下动脉窃血综合征 / 58

一、病因学 / 58

二、病理解剖和病理生理 / 58

三、临床表现 / 58

四、典型病例超声图像特征及
诊断要点 / 58

五、超声图像鉴别诊断 / 61

六、临床价值 / 61

第七节 椎动脉狭窄和闭塞性疾病 / 61

一、病因学 / 61

二、病理解剖和病理生理 / 61

三、临床表现 / 61

四、典型病例超声图像特征及
诊断要点 / 62

五、超声图像鉴别诊断 / 64

六、临床价值 / 64

第八节 颈静脉疾病 / 65

颈内静脉瘤 / 65

一、病因学 / 65

二、病理解剖和病理生理 / 65

三、临床表现 / 65

四、典型病例超声图像特征及
诊断要点 / 66

五、超声图像鉴别诊断 / 67

六、临床价值 / 68

颈内静脉血栓 / 68

一、病因学 / 68

二、病理解剖和病理生理 / 68

三、临床表现 / 68

四、典型病例超声图像特征及
诊断要点 / 69

五、超声图像鉴别诊断 / 71

六、临床价值 / 72

第三章 四肢血管疾病 / 73

第一节 四肢动脉粥样硬化 / 73

一、病因学 / 73

二、病理解剖和病理生理 / 73

三、临床表现 / 73

四、典型病例超声图像特征及
诊断要点 / 74

五、超声图像鉴别诊断 / 77

六、临床价值 / 78

第二节 真性动脉瘤 / 78

一、病因学 / 78

二、病理解剖和病理生理 / 78

三、临床表现 / 78

四、典型病例超声图像特征及
诊断要点 / 78

五、超声图像鉴别诊断 / 80

六、临床价值 / 81

第三节 假性动脉瘤 / 81

一、病因学 / 81

二、病理解剖和病理生理 / 81

三、临床表现 / 81

四、典型病例超声图像特征及
诊断要点 / 82

五、超声图像鉴别诊断 / 83

六、临床价值 / 84

第四节 四肢动脉夹层 / 84

一、病因学 / 84

二、病理解剖和病理生理 / 84

三、临床表现 / 84

四、典型病例超声图像特征及
诊断要点 / 84

五、超声图像鉴别诊断 / 86

六、临床价值 / 86

第五节 急性动脉栓塞 /86

　一、病因学 /86

　二、病理解剖和病理生理 /86

　三、临床表现 /86

　四、典型病例超声图像特征及
　　　诊断要点 /87

　五、超声图像鉴别诊断 /88

　六、临床价值 /88

第六节 动静脉瘘 /88

　一、病因学 /88

　二、病理解剖和病理生理 /89

　三、临床表现 /89

　四、典型病例超声图像特征及
　　　诊断要点 /89

　五、超声图像鉴别诊断 /91

　六、临床价值 /92

第七节 四肢静脉血栓 /92

　一、病因学 /92

　二、病理解剖和病理生理 /92

　三、临床表现 /92

　四、典型病例超声图像特征及
　　　诊断要点 /93

　五、超声图像鉴别诊断 /94

　六、临床价值 /94

第八节 下肢静脉瓣膜功能不全 /94

　一、病因学 /94

　二、病理解剖和病理生理 /94

　三、临床表现 /95

　四、典型病例超声图像特征及
　　　诊断要点 /95

　五、超声图像鉴别诊断 /96

　六、临床价值 /96

第九节 血栓闭塞性脉管炎 /96

　一、病因学 /96

　二、病理解剖和病理生理 /96

　三、临床表现 /97

　四、典型病例超声图像特征及
　　　诊断要点 /97

　五、超声图像鉴别诊断 /100

　六、临床价值 /100

第十节 胸廓出口综合征 /101

　一、病因学 /101

　二、病理解剖和病理生理 /101

　三、临床表现 /101

　四、典型病例超声图像特征及
　　　诊断要点 /101

　五、超声图像鉴别诊断 /106

　六、临床价值 /106

第十一节　雷诺病 / 106

　　一、病因学 / 106

　　二、病理解剖和病理生理 / 107

　　三、临床表现 / 107

　　四、典型病例超声图像特征及
　　　　诊断要点 / 107

　　五、超声图像鉴别诊断 / 109

　　六、临床价值 / 110

第十二节　腘血管陷迫综合征 / 110

　　一、病因学 / 110

　　二、病理解剖和病理生理 / 110

　　三、临床表现 / 111

　　四、典型病例超声图像特征及
　　　　诊断要点 / 111

　　五、超声图像鉴别诊断 / 115

　　六、临床价值 / 115

第四章　腹部血管疾病 / 116

第一节　腹主动脉疾病 / 116

腹主动脉真性动脉瘤 / 116

　　一、病因学 / 116

　　二、病理解剖和病理生理 / 116

　　三、临床表现 / 116

　　四、典型病例超声图像特征及
　　　　诊断要点 / 116

　　五、超声图像鉴别诊断 / 118

　　六、临床价值 / 118

腹主动脉夹层 / 118

　　一、病因学 / 118

　　二、病理解剖和病理生理 / 118

　　三、临床表现 / 118

　　四、典型病例超声图像特征及
　　　　诊断要点 / 118

　　五、超声图像鉴别诊断 / 120

　　六、临床价值 / 120

腹主动脉栓塞 / 120

　　一、病因学 / 120

　　二、病理解剖和病理生理 / 120

　　三、临床表现 / 120

　　四、典型病例超声图像特征及
　　　　诊断要点 / 121

　　五、超声图像鉴别诊断 / 122

　　六、临床价值 / 122

多发性大动脉炎 / 122

　　一、病因学 / 122

　　二、病理解剖和病理生理 / 122

　　三、临床表现 / 122

四、典型病例超声图像特征及
　　诊断要点 / 122

五、超声图像鉴别诊断 / 123

六、临床价值 / 123

第二节　肾动脉狭窄 / 123

一、病因学 / 123

二、病理解剖和病理生理 / 124

三、临床表现 / 124

四、典型病例超声图像特征及
　　诊断要点 / 124

五、超声图像鉴别诊断 / 126

六、临床价值 / 127

第三节　肾动静脉瘘 / 127

一、病因学 / 127

二、病理解剖和病理生理 / 128

三、临床表现 / 128

四、典型病例超声图像特征及
　　诊断要点 / 128

五、超声图像鉴别诊断 / 130

六、临床价值 / 133

第四节　下腔静脉疾病（发育异常、下
　　腔静脉综合征）/ 133

下腔静脉发育异常 / 133

一、病因学 / 133

二、病理解剖和病理生理 / 133

三、临床表现 / 134

四、典型病例超声图像特征及
　　诊断要点 / 134

五、超声图像鉴别诊断 / 137

六、临床价值 / 138

下腔静脉综合征 / 138

一、病因学 / 138

二、病理解剖和病理生理 / 138

三、临床表现 / 138

四、典型病例超声图像特征及
　　诊断要点 / 139

五、超声图像鉴别诊断 / 140

六、临床价值 / 140

第五节　肠系膜上静脉梗阻 / 141

一、病因学 / 141

二、病理解剖和病理生理 / 141

三、临床表现 / 141

四、典型病例超声图像特征及
　　诊断要点 / 141

五、超声图像鉴别诊断 / 144

六、临床价值 / 144

第六节　静脉压迫综合征 / 144

左肾静脉压迫综合征 / 144

一、病因学 / 144

二、病理解剖和病理生理 / 145

三、临床表现 / 145

四、典型病例超声图像特征及
诊断要点 / 145

五、超声图像鉴别诊断 / 148

六、临床价值 / 148

髂静脉受压综合征 / 148

一、病因学 / 148

二、病理解剖和病理生理 / 149

三、临床表现 / 149

四、典型病例超声图像特征及
诊断要点 / 149

五、超声图像鉴别诊断 / 151

六、临床价值 / 152

第五章　门脉系统疾病 / 153

第一节　门静脉高压症 / 153

一、病因学 / 153

二、病理解剖和病理生理 / 153

三、临床表现 / 153

四、典型病例超声图像特征及
诊断要点 / 153

五、超声图像鉴别诊断 / 155

六、临床价值 / 155

第二节　门静脉阻塞性疾病 / 156

一、病因学 / 156

二、病理解剖和病理生理 / 156

三、临床表现 / 156

四、典型病例超声图像特征及
诊断要点 / 156

五、超声图像鉴别诊断 / 158

六、临床价值 / 159

第三节　门静脉海绵样变性 / 159

一、病因学 / 159

二、病理解剖和病理生理 / 159

三、临床表现 / 159

四、典型病例超声图像特征及
诊断要点 / 160

五、超声图像鉴别诊断 / 161

六、临床价值 / 161

参考文献 / 162

第一章　颅脑血管疾病

第一节　脑动静脉畸形

一、病因学

颅内动静脉畸形（arteriovenous malformations，AVM）是血管畸形中最常见的一种类型，是胚胎发育过程中局部脑血管发生变异而形成的。一般认为，在胚胎第45天至60天时发生。胚胎第4周，脑原始血管网开始形成，原脑中出现原始的血液循环。以后原始血管再分化出动脉、静脉和毛细血管。这时期局部脑血管分化发生障碍，致使动脉端与静脉端直接相通，无毛细血管形成而产生动静脉畸形。

二、病理解剖和病理生理

90%以上的动静脉畸形位于幕上，位于幕下者不到10%，颅内动静脉畸形主要病理学特点是在动脉和静脉之间缺乏毛细血管，致使动脉和静脉之间发生短路，产生一系列脑血流动力学紊乱。其形态学上由供血动脉、畸形血管团和引流静脉三部分组成。供血动脉和引流静脉可以是一支或多支，而且常常明显增粗，甚至迂曲扩张，形成巨大的动脉瘤或静脉瘤。畸形血管团之间夹杂有胶质样变的脑组织及充满含铁血黄素的巨噬细胞，其周围脑组织因缺血而萎缩，表现为胶质增生带，有时伴有陈旧性出血。

三、临床表现

颅内动静脉畸形最常见、首发的临床表现是脑出血（43.4%），其次是头痛（24.9%）和癫痫发作（17.3%）。以20～40岁最常见（51.5%），其次为10～20岁（23.3%）。

（1）脑出血　一般发生于青年人，主要表现为脑内血肿，也可表现为硬膜下血肿、脑室内出血、蛛网膜下腔出血及混合型出血。

（2）癫痫　可以表现为局限性发作或大发作，以额叶、顶叶及颞叶的动静脉畸形多见。

（3）头痛　类似偏头痛发作，局限于一侧，可自行缓解。

（4）进行性神经功能障碍　主要是运动性和感觉性功能障碍，主要是由于脑"盗血"所致。

（5）颅内压增高　动静脉畸形本身无占位效应，造成颅内压增高的原因主要是由于大量高流量的动脉血直接进入静脉，造成静脉系统高压，影响正常静脉回流，使脑组织处于长期的淤血和水肿状态，造成颅内压增高；此外，静脉内高压可以影响脑脊液的回收，造成脑积水的发生而引发颅内压增高。

四、典型病例超声图像特征及诊断要点

颅内动静脉畸形术中灰阶超声图像表现为回声不均匀的强回声区，边界欠清晰，相邻脑组织回声稍增强。彩色多普勒血流显像（CDFI）表现为五彩镶嵌的血管团，形态不规则，边界清晰（图1-1）。其供血动脉较正常动脉明显增粗，走行弯曲，彩色血流信号明亮，流速增加，血流方向指向畸形血管团（图1-2），多普勒频谱呈高速低阻型，收缩期与舒张期流速均增高，以舒张期增高明显，峰值流速70～315cm/s，频带增宽，不规整，频窗消失，阻力指数（RI）为0.23～0.42，平均0.34±0.06，较正常血管RI值明显降低（图1-3、图1-4）；引流静脉粗大，流速增加，血流方向离开畸形血管团（图1-5），多普勒频谱于收缩期出现类动脉样波峰，波型圆钝。动静脉畸形内动脉和静脉可呈瘤样扩张（图1-6～图1-9），灰阶超声显示为圆形或囊袋状无回声区，CDFI可见瘤体内呈红蓝相间的涡流或湍流，频谱多普勒超声可探及毛刺样双向频谱。根据动静脉畸形声像图表现可将其分为完全型和部分型，病变完全为彩色镶嵌血管团占据者为完全型（图1-10）；只有病变中心或边缘为彩色镶嵌血管团占据，其余表现为低回声或强回声者考虑有出血或胶质增生，为部分型（图1-11）。动静脉畸形合并出血时因出血时间不同，其超声表现亦不同，慢性出血多表现为低回声（图1-12），急性出血表现为强回声（图1-13）；畸形血管团周围因局部脑组织缺血所形成的胶质增生带超声表现为较为均匀的强回声带，需与出血鉴别。

【病例1】

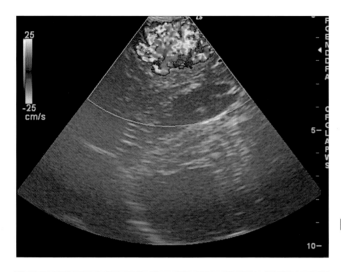

图 1-1 CDFI显示动静脉畸形为五彩镶嵌的彩色血管团

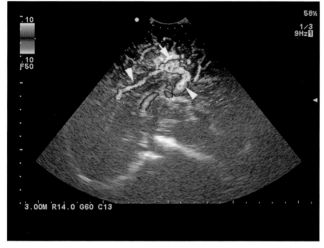

图 1-2 CDFI显示畸形血管团（↑）及两支供血动脉（分别为大脑中动脉及大脑后动脉分支）（▲）

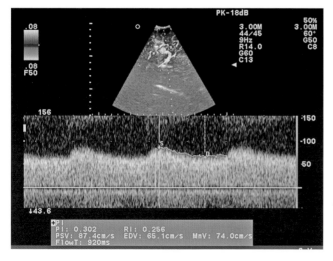

图 1-3 频谱多普勒示其中一支供血动脉，流速高（PSV❶ 87cm/s，EDV❷ 65cm/s），阻力低（RI=0.25）

❶ PSV—收缩期峰值血流速度。
❷ EDV—舒张末期血流速度。

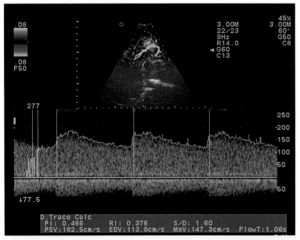

图1-4　频谱多普勒示另一支供血动脉，流速高（PSV 182cm/s，EDV 113cm/s），阻力低（RI=0.37）

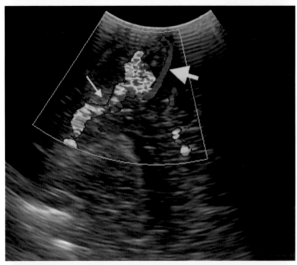

图1-5　CDFI显示引流静脉，粗箭头为引流静脉，细箭头为供血动脉，中间为畸形血管团

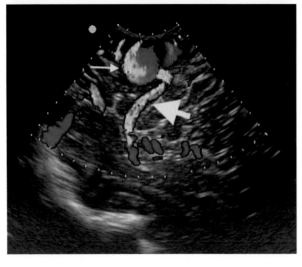

图1-6　CDFI显示瘤样扩张血管，细箭头示瘤样扩张血管，粗箭头示供血动脉

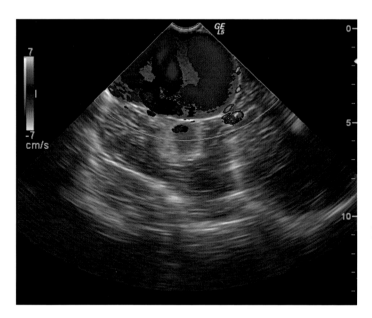

图1-7　动静脉畸形合并静脉
　　　瘤样扩张，CDFI示瘤
　　　样扩张血管内呈红蓝
　　　相间的涡流

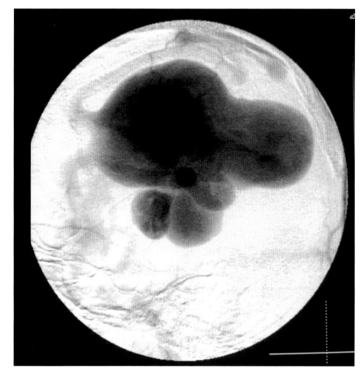

图1-8　DSA示动静脉畸形合
　　　并静脉瘤样扩张

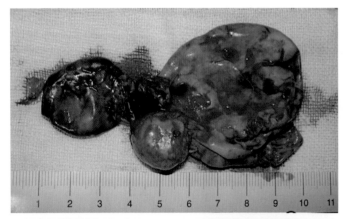

图 1-9　术后大体标本图片示瘤样扩张血管为囊袋样结构

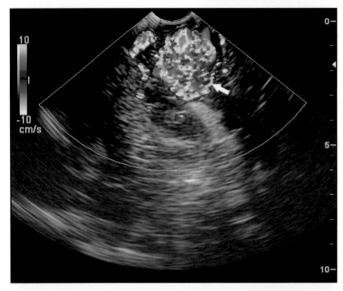

图 1-10　CDFI示完全型动静脉畸形，即病变完全被彩色镶嵌畸形血管团所占据

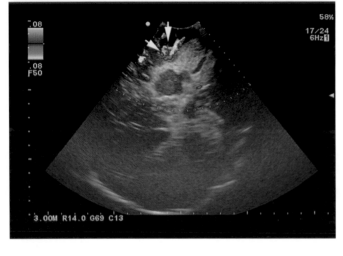

图 1-11　CDFI示部分型动静脉畸形，动静脉畸形（↑示残留畸形血管团）合并出血

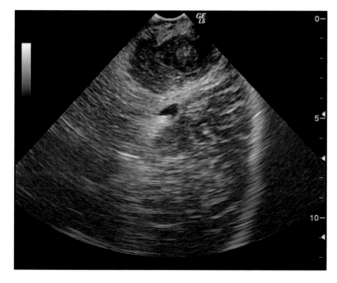

图1-12　动静脉畸形慢性出血，显
示血肿为低回声

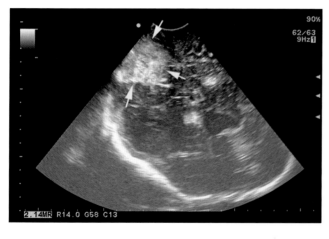

图1-13　急性出血，二维声像图显
示血肿为强回声

　　普通术中超声在定位瘤体、区分异常与正常血管等方面为手术提供了方便（图
1-14），但是，在判断供血动脉、引流静脉走行及位置时仍然存在一定局限性，尤其在供
血动脉数量较多、位置较深或走行迂曲时。此外，畸形血管团中的引流静脉频谱常发生
动脉化改变，应用频谱多普勒超声有时难以鉴别动脉和静脉。

　　超声增强剂（UEA）能够作为一种血流示踪剂随血液分布全身，超声增强剂的这一
特性，结合超声谐波成像技术，可在术中实时了解动静脉畸形的血供模式。动静脉畸形
术中超声造影显像表现为增强剂沿动脉、畸形血管团、静脉的顺序充盈，从而分辨出供
血动脉与引流静脉（图1-15～图1-17）。根据畸形血管团大小及供血动脉来源不同，其
供血动脉显影时间不同，为10～24s，随后，畸形血管团迅速显影，表现为显著的高增
强，2～5s后，引流静脉显影，术后大体标本见图1-18。首都医科大学附属北京天坛医

院超声科对22例AVM患者行超声造影检查，发现术中超声造影检查对供血动脉、引流静脉的显示率明显高于普通术中超声检查。有学者研究表明，术中超声造影在分辨供血动脉、引流静脉及其与周围血管位置关系方面明显优于彩色及频谱多普勒超声，且与数字减影血管造影术（DSA）有较好的一致性（图1-19～图1-23）。Hölscher T等应用反向脉冲谐波成像技术检查5例动静脉畸形患者，认为术中超声造影对畸形血管团及其周围血管的显示与DSA结果一致性较高。

【病例2】

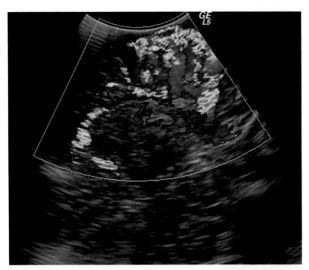

图1-14　术前CDFI显示畸形血管团

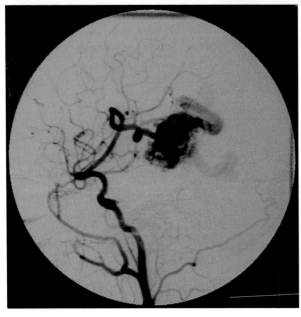

图1-15　术前DSA示畸形血管团

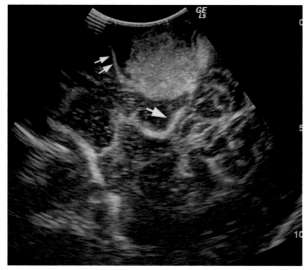

图 1-16 注射超声增强剂后，供血动脉、畸形血管团及引流静脉走行及位置关系显示清晰，与DSA图像显示一致（↑示供血动脉，↑↑示引流静脉）

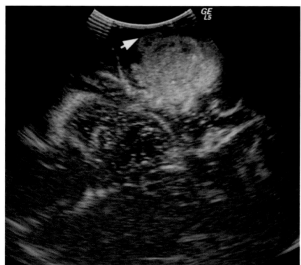

图 1-17 超声造影图像（↑示引流静脉）

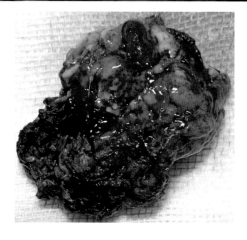

图 1-18 超声引导下将畸形血管团完整切除的术后大体标本

【病例3】

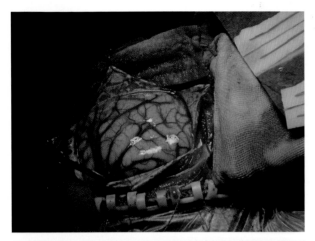

图1-19　术前剪开硬脑膜后脑表面畸形
　　　　血管团表现不明显

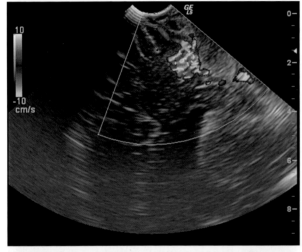

图1-20　术前CDFI显示畸形血管团

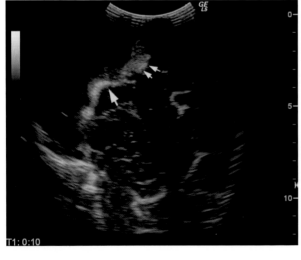

图1-21　注射超声增强剂后供血动脉
　　　　（↑示供血动脉）及畸形血管
　　　　团（↑↑示畸形血管团）显影

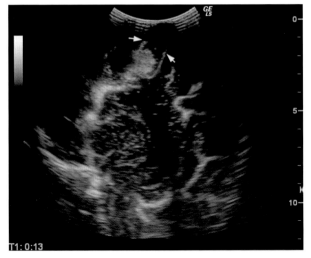

图1-22 3s后，两支引流静脉显影
（↑示引流静脉），供血动脉、
畸形血管团及引流静脉位置关
系显示清晰

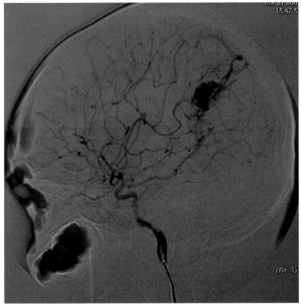

图1-23 术前DSA图，超声造影图像
与之一致

五、超声图像鉴别诊断

动静脉畸形CDFI具有特征性的超声表现，无须与其他疾病鉴别。

六、临床价值

术中超声在动静脉畸形切除术中的应用价值主要包括以下几个方面。

1.确定畸形血管团位置、大小，明确边界

动静脉畸形病灶多位于皮质和皮质下，手术的关键是沿病灶的边界分离，避免误入畸形血管团引起难以控制的大出血。所以对病灶边界的准确判断，可以减少在分离中对周围正常脑组织的损伤并提高手术安全性。灰阶超声显示病灶与周围组织分界欠清晰，在实际操作中多直接应用彩色多普勒超声定位病灶并明确边界。对于颅内动静脉畸形自发出血患者，急诊手术常缺乏磁共振成像（MRI）或DSA影像学资料，残留畸形血管团往往较小且分散，加之颅内血肿的干扰，给手术带来困难。术中彩色多普勒超声可准确定位残存畸形血管团的大小、位置及其与周围血肿的关系，指导术者完整切除残存畸形血管团，避免再次出血。

2.正确识别动静脉并显示供血动脉、引流静脉的位置、走行

动静脉畸形手术切除的原则是先阻断供血动脉，再处理引流静脉，然后整体切除畸形血管团。因此术中正确识别动静脉、准确显示供血动脉的位置及走行是手术顺利进行的关键。进行术中超声前，超声医师及神经外科医师应共同阅读患者的CT、MRI、DSA等影像学资料，了解畸形血管团供血动脉、引流静脉的来源及数目，术中扫查时根据血管走行尽量打出供血动脉的长轴切面，并注意旋转探头，沿血管长轴追踪至其起源动脉，当彩色多普勒超声高度怀疑为供血动脉时，应使用频谱多普勒超声证实，供血动脉表现为特征性的高速低阻型动脉血流频谱。引流静脉多较粗大，血流方向远离畸形血管团，频谱多普勒超声可探及动脉化血流频谱，与正常静脉易于区别，但因其显示为动脉化血流频谱有时反而与动脉难以鉴别。

普通术中超声在识别供血动脉、引流静脉，区分正常与异常血管方面为手术提供了方便，但在显示位置较深、走行迂曲的供血动脉及引流静脉时仍然存在其局限性，并且常难以显示全部供血动脉及引流静脉。术中超声造影因增强剂微泡为血流示踪剂，可沿动脉、畸形血管团、静脉的顺序充盈，从而直观、全面显示供血动脉与引流静脉，是普通术中超声扫查的重要补充。

3.了解畸形血管团切除情况

动静脉畸形术后残留是比较严重的手术并发症，残留的畸形血管团可以发生再出血，术中及时发现残留畸形血管，可以提高手术质量，避免患者二次手术，因此，动静脉畸形切除后应常规行术中超声扫查，及时了解病灶切除情况。术后残腔灌注生理盐水，彩色多普勒超声显示彩色镶嵌血管团消失，供血动脉流速降低，RI明显升高。由于畸形血管团切除后，脑血流重新分布，部分管径较细的供血动脉术后甚至探测不到血流

信号，离断的引流静脉内亦不能探及血流信号。如术后残腔周围发现彩色镶嵌血管团或探及低阻力动脉血流频谱则提示有畸形血管残留，应引导术者再次探查。

对于低流速的残留畸形血管，术中彩色多普勒超声可因其敏感性受限而导致漏诊，而应用超声增强剂后，可明显增强血管内的彩色及脉冲多普勒血流信号，有助于探测低速血流，从而发现流速较低的残留畸形血管。残留畸形血管超声造影表现为病灶残腔周围增强剂异常聚集，结合频谱多普勒超声有助于诊断。

4.判断残腔有无隐性出血

动静脉畸形切除术后，瘤腔周围的慢性出血是导致术后发生颅内血肿的重要原因，并使患者面临二次手术的风险。因此，术后应用超声增强剂判断残腔周围有无出血也具有重要的临床作用。畸形血管团切除术后，经静脉注入超声增强剂，当手术残腔内出现增强剂充盈时，说明存在隐性出血；如果止血完全，则增强剂只在血管内沿血管走行方向充盈，而不会逸出至血管外。

5.术中超声应用于动静脉畸形时的注意事项

（1）术前定位畸形血管团时，对于较小的颅内动静脉畸形，畸形血管的流速偏低，术中超声检查时应注意仪器的调节，增加彩色增益，降低脉冲重复频率、壁滤波以及应用能量多普勒超声等可提高动静脉畸形的显示率。

（2）畸形血管团合并颅内出血后，残存畸形血管团体积小且分散，其内亦为低速血流；畸形血管团切除术后，残存畸形血管流速多偏低，同样应注意仪器的调节，提高低速血流的显示率，避免漏诊。

（3）动静脉畸形切除术后，因术中使用银夹等止血器材可产生闪烁伪像，术后探查时应注意识别，避免将伪像误认为残留畸形血管，导致不必要的探查所致过度损伤。

术中超声对畸形血管团大小、位置、形态、范围、边界及供血动脉、引流静脉部位、数量和血供模式的准确判断，并可及时发现残存畸形血管，为指导神经外科医师手术顺利进行，改善患者预后提供了帮助。尽管超声造影可改善普通超声对供血动脉、引流静脉显示的不足，但三维、四维超声对畸形血管团、供血动脉、引流静脉及其周围正常血管的显示更加直观、立体，是今后术中超声的研究方向。

（何　文）

第二节　颅内血管狭窄和闭塞

一、病因学

脑动脉粥样硬化，是中老年人的常见病，脑动脉硬化可导致管腔狭窄，即脑动脉狭窄，严重时可导致血管闭塞。其他如斑块溃疡面上的血小板凝块、胆固醇碎片或者心源性栓子等也可进入脑内导致脑栓塞。

二、病理解剖和病理生理

人正常的脑血流一般为每100g脑组织40～50mL/min，当脑血流下降到每100g脑组织20～30mL/min时，脑代谢开始发生紊乱，如水和电解质的转移及脑皮质区域性低灌注。当脑血流低于每100g脑组织10mL/min时，伴随细胞内钾离子迅速向细胞外转移，神经元细胞突然发生去极化，从而导致脑组织能量障碍、兴奋性神经毒性作用、钙离子平衡失调等一系列病理生理改变。

三、临床表现

颅脑血管狭窄和闭塞引起脑缺血时会引起如下临床表现。

（1）暂时性脑缺血　包括短暂性脑缺血发作和可逆性缺血神经障碍，前者指暂时缺血，引起脑、视网膜和耳蜗等功能障碍，少有意识改变，持续时间多为数分钟，可持续数小时，但是均在24h内完全恢复。后者的发病与前者相同，但是持续时间大于24h，小于3周。

（2）脑梗死　常起病突然，根据病情分为稳定型和进展型。

（3）腔隙性梗死　由小穿通动脉病损引起的脑深部微小梗死。

四、典型病例超声图像特征及诊断要点

经颅二维超声有时能显示脑动脉壁，但只能显示其片段，因此不可能测脑动脉内径

用以诊断脑动脉狭窄。经颅超声可以测量脑动脉的血流速度，根据脑动脉血流动力学参数变化，提示脑动脉有否狭窄。流体动力学的一般规律是，管腔越狭窄，流体在管腔内的速度越快，流体在管腔内的流速与管腔狭窄程度呈正比。但当管腔狭窄达95%以上，流体的流速不但不继续增快，反而明显减低。

常规经颅彩色多普勒血流显像（TCCS）诊断颅内血管狭窄、闭塞的标准为：轻度狭窄表现为流速轻度增高，频谱形态基本正常；中重度狭窄表现为狭窄处血流束变细，色彩明亮或翻转，呈"束腰征"或彩色血流连续性欠佳甚至中断，血流速度明显增高，频谱形态呈湍流（图1-24、图1-25），极重度或狭窄节段较长时血流速度不一定增高，反而会下降或不增快，血流频谱形态异常。血管闭塞者，声窗良好，在其他血管显影良好的情况下，闭塞血管未见显影。

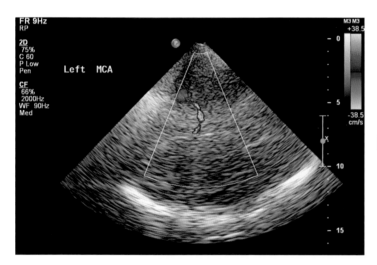

图1-24 常规经颅超声显示颅内大脑中动脉狭窄：彩色多普勒超声显示大脑中动脉血流细，呈五彩镶嵌样

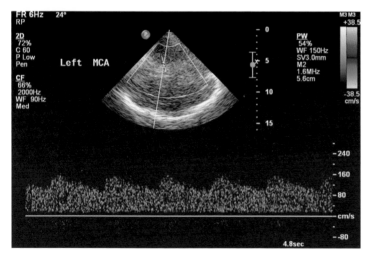

图1-25 常规经颅超声显示颅内大脑中动脉狭窄：频谱多普勒显示狭窄处大脑中动脉流速增快，加速时间延长

Baumgartner等建议的诊断颅内血管狭窄的标准见表1-1。

表1-1　诊断颅内血管狭窄的峰值流速（PSV）临界值标准

狭窄程度	大脑中动脉（MCA）	大脑前动脉（ACA）	大脑后动脉（PCA）	基底动脉（BA）	椎动脉（VA）
<50%	≥155cm/s	≥120cm/s	≥100cm/s	≥100cm/s	≥90cm/s
≥50%	≥220cm/s	≥155cm/s	≥145cm/s	≥140cm/s	≥120cm/s

五、超声图像鉴别诊断

（1）由于血管弯曲所致的局部出现湍流、涡流及局部流速增快。
（2）生理性颅内局部流速增快。

六、临床价值

脑血管狭窄是脑梗死的重要原因，脑动脉闭塞是在动脉硬化的基础上有血栓形成，使管腔完全闭塞。经颅超声造影不但可以直观显示狭窄部位的异常血流信号，增加狭窄检出的客观性，而且可定位测量狭窄处和狭窄前后部位的血流，提高诊断颅内血管狭窄的特异性。经颅超声及经颅超声造影检查简便易行、价格低廉，患者易接受，且对诊断颅内血管具有较高的特异性，可以作为临床DSA、磁共振血管成像（MRA）的筛选手段。

（何　文）

第三节　颅内动脉瘤

一、病因学

颅内动脉瘤（intracranial aneurysm）是指颅内动脉壁瘤样异常突起，动脉瘤发生的原因仍然存在争论，脑血管壁获得性内弹力层的破坏是囊性动脉瘤形成的必要条件。动脉瘤趋向于生长在载瘤动脉的弯曲处，在它和一个明显的分支的拐角。动脉瘤发生的病因可能包括：先天性因素、动脉粥样硬化和高血压、栓塞性因素（如心房黏液瘤）及感染性因素等。

二、病理解剖和病理生理

囊性动脉瘤外观紫红色，瘤壁极薄，瘤顶部最为薄弱，98%动脉瘤出血位于瘤顶。巨大动脉瘤内常有血栓形成，甚至钙化。光镜和电镜下主要有三个特点。

（1）动脉瘤内皮细胞坏死剥脱或空泡变性，瘤腔内可见大小不等的血栓。

（2）动脉瘤壁内很少见弹力板及平滑肌成分，靠近腔侧的内膜层部位可见大量的吞噬细胞、胞浆内充满脂滴或空泡。

（3）动脉瘤外膜较薄，主要为纤维细胞及胶原，瘤壁全层均可见少量炎性细胞浸润，主要为淋巴细胞。

根据动脉瘤直径不同可将其分为四型：① 直径小于0.5cm者为小型动脉瘤；② 直径在0.5～1.5cm者为一般型动脉瘤；③ 直径在1.6～2.5cm者为大型动脉瘤；④ 直径大于2.5cm者为巨大型动脉瘤。

三、临床表现

（1）出血症状 最常见蛛网膜下腔出血（SAH），可能伴随有脑内出血，占20%～40%（多见于Willis环动脉的远末端动脉瘤，如大脑中动脉动脉瘤）；脑室内出血，占13%～28%；硬膜下出血，占2%～5%。

（2）占位效应 常见的是由于后交通动脉造成的动眼神经麻痹。一般巨大动脉瘤（直径大于2.5cm）可以产生相应的临床症状，如海绵窦和椎-基底系统的巨大动脉瘤可造成邻近神经的受压，如视力和视野的损伤、肢体的偏瘫等。

（3）迟发性缺血性障碍 又称脑血管痉挛，发生率约为35%，致死率为10%～15%。脑血管痉挛多发生于3～6天，7～10天为最高峰。前驱症状为：SAH的症状经过治疗或休息好转后又出现或呈进行性加重；外周血白细胞持续升高、持续发热；意识由清醒转为嗜睡或昏迷；局灶性神经体征出现。上述症状多发展缓慢，经过数小时或数日到达高峰，持续1～2周后逐渐缓解。

（4）癫痫发作 因SAH或脑软化，以及局部胶质增生的结果而导致癫痫。

（5）脑积水 动脉瘤出血后，因凝血块阻塞室间孔或导水管，引起急性脑积水，导致意识障碍。由于基底池粘连也会引起慢性脑积水，需行侧脑室-腹腔分流术，但可能对部分病例有效。

四、典型病例超声图像特征及诊断要点

颅内动脉瘤灰阶超声表现为载瘤动脉局限性扩张，呈圆形或囊袋状无回声，病变局部管壁与周围正常管壁连续完整（图1-26）；CDFI表现为瘤体内呈红蓝相间的涡流或湍流（图1-27）；动脉瘤的频谱形态与瘤体大小密切相关，小的动脉瘤频谱形态接近正常，大的动脉瘤频谱常呈毛刺样改变，血流双向，频带增宽（图1-28）。如瘤腔内有血栓形成时，可见低至强回声充填部分或全部管腔，CDFI见彩色血流充盈缺损或消失，彩色血流变细，形态不规则（图1-29～图1-32）。

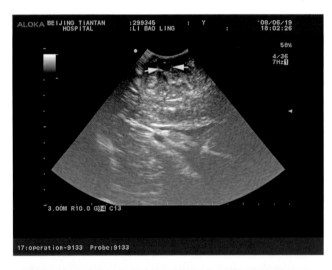

图1-26 术中灰阶超声示动脉瘤为
圆形无回声区（箭头所示）

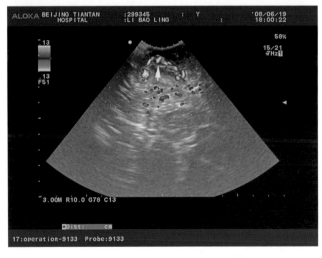

图1-27 CDFI示动脉瘤内双向血流
（箭头所示）

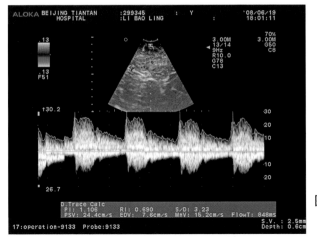

图 1-28 频谱多普勒示动脉瘤内双向频谱

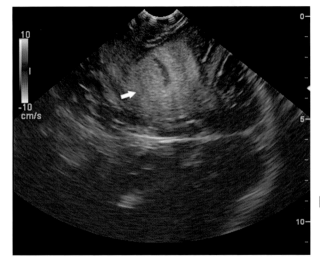

图 1-29 术中灰阶超声示动脉瘤以强回声为主（箭头所示），内见条状无回声

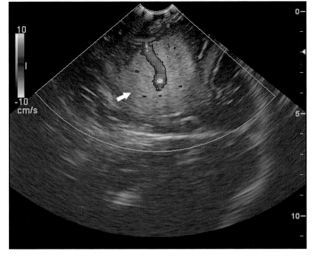

图 1-30 CDFI示残留管腔内血流信号，周边强回声为动脉瘤内血栓形成

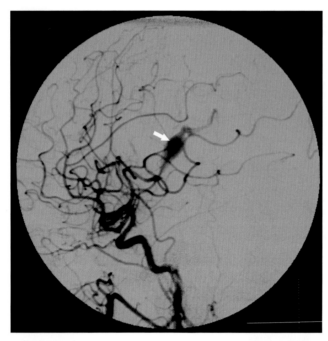

图 1-31　DSA无法显示动脉瘤腔内
　　　　 血栓，仅见梭形瘤样结构

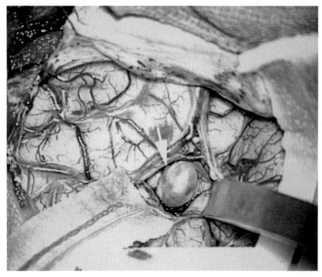

图 1-32　术者显微镜下动脉瘤图像

　　应用术中超声探查一般型动脉瘤时应注意仔细寻找。超声医师及神经外科医师术前应全面复习CT、MRA及DSA图像，了解动脉瘤的大小和位置。此外操作者扫查手法和技巧对于一般型动脉瘤的显示至关重要。扫查步骤为先应用灰阶超声寻找无回声囊腔，如灰阶超声显示困难，则应用彩色多普勒超声显示红蓝相间的涡流信号，找到可疑病灶则应用频谱多普勒超声协助诊断。且扫查时应尽可能显示载瘤动脉的长轴切面，在长轴切面上识别圆形或囊袋状扩张的动脉瘤腔则较容易确诊。

五、超声图像鉴别诊断

颅内动脉瘤CDFI具有典型的声像图特征，无须与其他疾病进行鉴别。

六、临床价值

对于大型和巨型动脉瘤术中超声可准确定位，清晰显示动脉瘤内有无血栓及血栓与残余管腔的位置关系。术中超声亦可显示动脉瘤、载瘤动脉与周围大血管的位置关系，并在夹闭动脉瘤后行超声探查，探测有无残余动脉瘤；彩色及频谱多普勒超声可根据有无彩色血流变细、有无异常高速血流判断动脉瘤夹闭后有无载瘤动脉狭窄，从而提示术者及时调整动脉瘤夹的位置。

（何　文）

第四节　颈动脉海绵窦瘘

一、病因学

颈动脉-海绵窦瘘（carotid-cavernous fistula，CCF）是指海绵窦内的颈内动脉或颈内动脉的分支破裂，与海绵窦形成异常的动静脉短路。CCF根据病因可以分为自发性和外伤性；根据血流动力学改变可分为高流量型和低流量型。外伤性CCF多发生于颅脑损伤时颅底骨折，骨折片直接刺伤海绵窦段颈内动脉和（或）其分支，火器伤可直接损伤海绵窦段的颈内动脉；另外医源性的因素造成颈内动脉损伤或者分支破裂，也可导致CCF。自发性CCF的病因主要是各种原因引起的颈内动脉海绵窦段血管壁脆弱，以及海绵窦段颈内动脉及其分支动脉瘤破裂所致。

二、病理解剖和病理生理

在人体的其他部位，动脉和静脉必须同时受损破裂才形成动静脉瘘。由于海绵窦与颈内动脉的解剖结构特殊，动脉走行于静脉窦内，因此一旦动脉受损破裂即形成动静脉瘘。颈内动脉自颈内动脉管入颅，从破裂孔向前进入海绵窦，一般颈内动脉在海绵窦内发出3条小分支，分别为脑膜垂体干、海绵窦下动脉和垂体包膜动脉。另外，约8%的正常人，颈内动脉在海绵窦段发出眼动脉。

海绵窦动静脉瘘形成后可发生以下血流动力学异常改变，导致相应的临床表现。

（1）动脉盗血　颈内动脉血流经瘘口直接进入海绵窦，颈内动脉的血流流速及血流量明显增加，并与瘘口的大小呈正相关，大量血液流入海绵窦引起颈内动脉远端供血不足，产生脑缺血及眼动脉灌注不足，瘘口血流量越高，盗血越严重，病程越急，症状越重。

（2）引流静脉扩张淤血　海绵窦与周围静脉有广泛的交通，大量颈动脉血流进入海绵窦后造成这些静脉的高度扩张、动脉化和淤血，并因引流静脉的不同而出现不同症状，最常见的引流方式是经眼上静脉向前方引流进入眼眶，引起搏动性突眼、眶周静脉怒张、眼底静脉淤血等症状。

（3）出血　CCF本身不引起出血，但是可继发蛛网膜下腔出血、鼻出血等。

三、临床表现

（1）血管杂音　几乎所有CCF患者自己均可闻及与脉搏一致、隆隆样、难以忍受的杂音，压迫患侧颈内动脉时杂音可减轻。

（2）搏动性突眼　患侧眼球向前突出并有与脉搏一致的眼球跳动。

（3）眼结膜充血水肿　CCF可使患者眶内、眼眦部、眼结膜及视网膜的静脉怒张、水肿。

（4）眼球运动受限　患侧眼球运动不全麻痹，可伴有复视。

（5）视力减退。

四、典型病例超声图像特征及诊断要点

TCCS可在蝶鞍区周围显示五彩镶嵌的团块状血流信号，边界清楚，未显示脑动脉与此片异常血流区相连，压迫同侧颈内动脉，此彩色血流信号区可变小。在异常血流区用频谱多普勒可检测到高速或较高速的动脉血流多普勒频谱。

患侧颈内动脉（瘘口近端）流速明显增高，与健侧有非常显著性差异，频谱呈明显高速低阻表现；患侧的大脑中动脉、大脑前动脉血流速度明显减低，对侧的上述脑动脉以及椎动脉、基底动脉的血流速度则明显增快。患侧的大脑后动脉、椎动脉、基底动脉

的阻力指数明显减低，对侧脑动脉的阻力指数正常。

患侧眼动脉血流速度明显减慢，阻力指数正常。从面部检测患侧的眼上动脉，其血流呈低阻力的动脉型血流频谱。眼静脉增粗、迂曲，内径明显增宽（图1-33）；CDFI示眼静脉内彩色血流充盈饱满（图1-34），脉冲多普勒示流速增高，搏动指数降低，动脉化频谱（图1-35），血流反向。

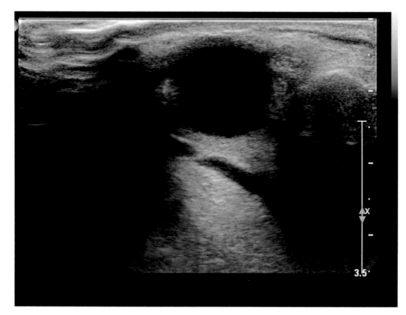

图1-33 二维声像图示眼上静脉扩张

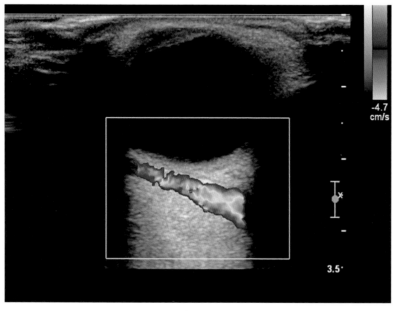

图1-34 CDFI于眼上静脉内检出红色五彩镶嵌血流信号

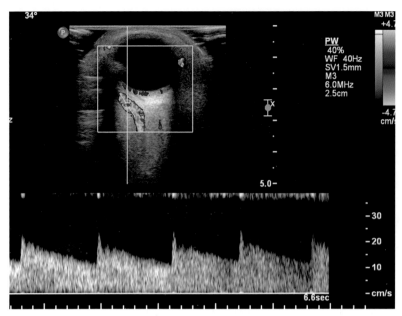

图1-35　频谱多普勒示眼上静脉扩张并呈低阻力动脉化频谱
（本组图片由重庆医科大学附属第二医院张群霞教授惠赠）

五、超声图像鉴别诊断

　　结合临床上有搏动性突眼这一特征，超声对颈内动脉海绵窦瘘的诊断并不困难，但是颅内动静脉畸形等疾病也可引起颅脑的血流动力学变化，应予以鉴别。

六、临床价值

　　TCCS可根据二维图像上的蝶鞍床突等骨性标志确定海绵窦的位置，以彩色多普勒显示海绵窦瘘的五彩镶嵌样血流信号，确定瘘口位置，同时还可以准确测量颈动脉、瘘口及眼上静脉的血流流速及压差，为制定手术方案和判定疗效提供客观依据。

（何　文）

第二章 颈部血管疾病

第一节 颈动脉狭窄和闭塞性疾病

一、病因学

颈动脉狭窄和闭塞最常见病因为动脉粥样硬化斑块，此外免疫炎性病变（如多发性大动脉炎、白塞病等）、医源性操作及外伤所致血管损伤、肌纤维发育不良等原因也可导致颈动脉狭窄和闭塞。

二、病理解剖和病理生理

颈动脉粥样硬化形成的主要始动因素是动脉管壁内皮损伤及脂质沉积，病变部位相继出现脂质条纹、纤维斑块，最终形成粥样斑块。颈动脉狭窄和闭塞是颈动脉粥样硬化病变发展的严重阶段，可导致颅内脑组织的血液供应发生障碍，甚至引起脑梗死、脑萎缩，引发相应症状。颈动脉闭塞时管腔低回声、等回声、高回声或不均回声充填，血流消失，严重闭塞时可出现血流代偿途径。研究表明，动脉粥样硬化斑块好发于血流低剪切力处，如动脉的开口、分叉及弯曲部位，右侧锁骨下动脉起始部以及颈总动脉分叉部均为血流方向发生改变的部位，因而是颈动脉粥样斑块易发部位。

三、临床表现

症状表现主要与狭窄导致的脑血管缺血相关。主要包括：头晕、记忆力和（或）定向力减退、意识障碍、黑矇、偏侧面部和（或）肢体麻木无力、伸舌偏向、言语不利等。颈动脉闭塞时脑血流供应障碍，可造成大面积脑梗死，出现明显的偏瘫、失语或构音障碍等脑梗死症状。颈动脉斑块破裂或栓子形成可导致脑内动脉栓塞，尤其是大脑中动脉，出现对侧偏瘫、偏身感觉障碍、偏盲和双眼向对侧注视障碍。部分轻中度颈动脉狭窄患者可无临床症状。

四、典型病例超声图像特征及诊断要点

病史：女，80岁，以"发作性头晕10天"为主诉入院，既往有糖尿病、高血压病史。

体征：双侧额纹对称，眼睑无下垂。四肢肌张力正常，肌力5级，四肢腱反射（++）。

其他医学影像：① 头颅CTA示脑内多发低密度灶，考虑脑梗死可能；左侧颈内动脉近端显影纤细，中远端管腔内未见增强剂充盈，考虑血管闭塞可能；② 头颅MRI示多发腔隙性脑梗死，右侧岛叶、基底节区亚急性期脑梗死；③ 经颅多普勒示右侧椎动脉狭窄。

实验室检查：血糖、血脂升高，高密度脂蛋白偏低。

手术：无。

超声诊断：双侧颈动脉内膜增厚伴斑块形成（多发）；左侧颈内动脉溃疡型斑块形成、中远段闭塞；右侧椎动脉开口处狭窄（50% ～ 69%）；头臂动脉分叉部及右侧锁骨下动脉斑块形成（单发）。

超声诊断要点：① 二维超声显示动脉内膜层和中层平滑肌局限性或弥漫性增厚，管壁钙化、斑块形成，可伴有附壁血栓（图2-1、图2-2、图2-5）；② CDFI显示动脉狭窄部位血流束变细、狭窄以及远端血管扩张，内呈湍流血流信号；闭塞段动脉管腔内血流信号消失，闭塞近端出现逆流或涡流（图2-3）；③ 脉冲多普勒显示狭窄处收缩期峰值流速增快（图2-4、图2-6），闭塞处动脉内无脉冲多普勒血流信号；狭窄或闭塞动脉的近端多普勒频谱呈高阻型、流速下降；狭窄动脉远端血流频谱低平，峰值流速减低。

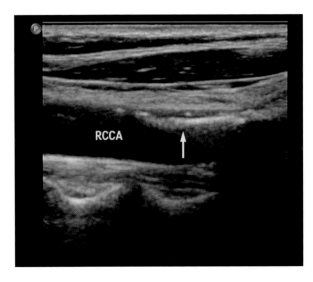

图2-1　右侧颈总动脉（RCCA）纵断面扫查，二维声像图示右侧颈总动脉内膜增厚（1.5mm），前壁探及大小约34.4mm×2.5mm的不均回声扁平斑块（箭头）

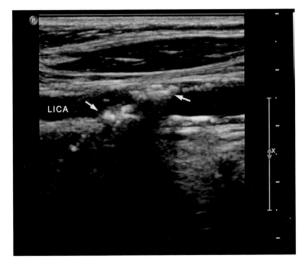

图2-2 左侧颈内动脉（LICA）纵断面扫查，二维声像图示LICA起始段前、后壁分别探及33.2mm×2.1mm、35.8mm×2.4mm的不均回声不规则斑块（箭头），提示溃疡型斑块形成，左侧起始段原始管径7.6mm，残余管径4.5mm

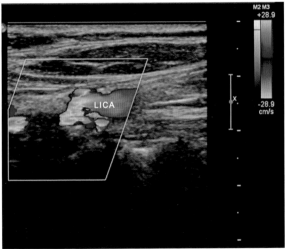

图2-3 CDFI示左侧颈内动脉（LICA）起始段原始管径7.6mm，残余管径4.5mm，流速增快，中远段未探及血流信号，提示闭塞

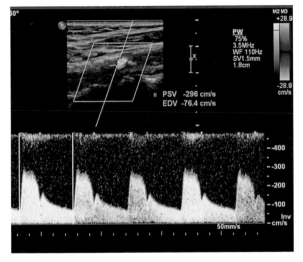

图2-4 脉冲多普勒超声示左侧颈内动脉起始段流速增快，PSV为296cm/s、EDV为76cm/s，中远段未探及血流信号

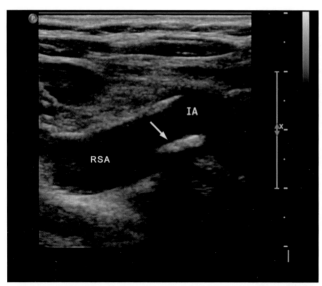

图2-5 二维声像图示头臂动脉（无名动脉，IA）分叉部后壁及右侧锁骨下动脉（RSA）后壁探及15.9mm×3.2mm不均回声不规则斑块（箭头）

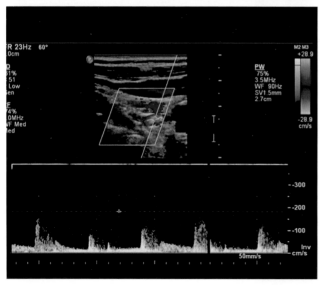

图2-6 频谱多普勒示右侧椎动脉起始段原始管径3.6mm，残余管径2.5mm，流速增快，PSV为187cm/s、EDV为36cm/s

　　动脉粥样硬化导致的颈动脉狭窄和闭塞往往同时涉及颈动脉内膜增厚、斑块形成以及颈动脉狭窄及闭塞等多种病理表现，检查时应注意：① 确定颈动脉硬化斑块病变的位置、形态、大小、回声特性；② 测量狭窄病变血管残余管径及原始管径，测量狭窄近段、狭窄段及狭窄远段的收缩期峰值、舒张末期血流速度，计算狭窄段/狭窄近段（或远段）比值（图2-7～图2-10）。③ 测量同侧颈外动脉收缩期峰值、舒张末期血流速度与管径，观察代偿情况；④ 鉴别血栓或斑块造成的血管闭塞或狭窄。颈动脉狭窄的测量方法有以下几种。

　　（1）直径测量法 （B-A)/B×100%（A为残余管径，B为狭窄远段正常颈动脉的管径）。

（2）面积测量法 （A1–A2）/A1×100%（A1为原始管径横截面积，A2为残余管径横截面积）。

（3）多普勒超声法 见表2-1。

表2-1 颈动脉狭窄超声评价标准

狭窄程度	PSV/（cm/s）	EDV/（cm/s）	PSV_{ICA}/PSV_{CCA}
0%～49%	＜125	＜40	＜2.0
50%～69%	125～230	40～100	2.0～4.0
70%～99%	≥230	≥100	≥4.0
闭塞	无血流信号	无血流信号	无血流信号

注：1. 根据2003年美国放射年会超声会议共识标准。

2. PSV—收缩期峰值速度；EDV—舒张末期血流速度；PSV_{ICA}/PSV_{CCA}—颈内动脉狭窄段流速/颈总动脉流速。

超声图像示例如下。

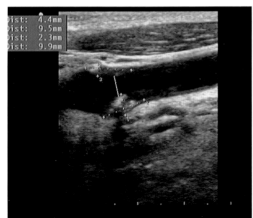

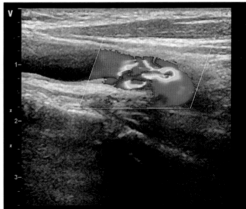

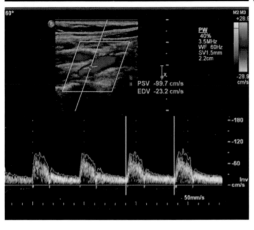

图2-7 颈动脉狭窄 <50%：管腔前壁及后壁斑块形成，局部管腔减小，流速增快，PSV<125cm/s，EDV<40cm/s，狭窄段与狭窄远段流速比值<2.0

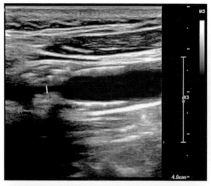
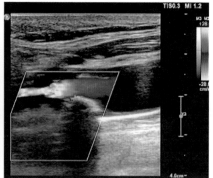

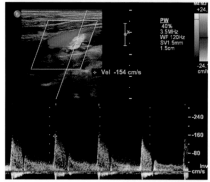

图2-8 颈动脉狭窄（50%～69%）：局部管腔减小（局部残余管径2.0mm，原始管径5.8mm），流速异常，PSV＞125cm/s，EDV＞40cm/s；狭窄段与狭窄远段流速比值2.0～4.0

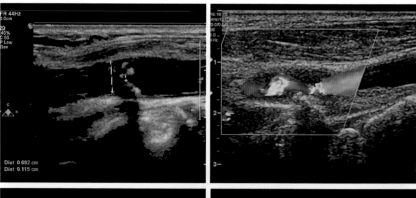

图2-9 颈动脉狭窄（70%～99%）：局部管腔减小（＜1.5mm），CDFI示狭窄处"五彩相间"的紊乱血流，流速异常，PSV＞230cm/s，EDV＞100cm/s，狭窄段与狭窄远段流速比值＞4.0。狭窄远段血流频谱出现低速低阻改变

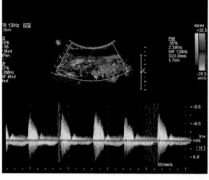
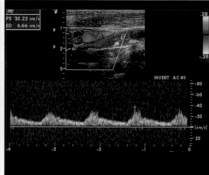

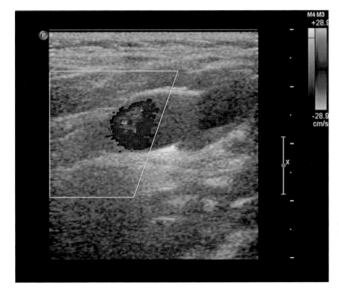

图2-10　颈动脉闭塞：动脉管腔中
　　　　 等回声充填，CDFI未探及
　　　　 血流信号

五、超声图像鉴别诊断

1.大动脉炎性病变狭窄

由动脉粥样硬化导致的颈动脉狭窄应与大动脉炎性病变狭窄相鉴别，大动脉炎性病变以青壮年女性多见，颈动脉管壁通常均匀性增厚，血管狭窄呈"中心性"（图2-11～图2-13）。

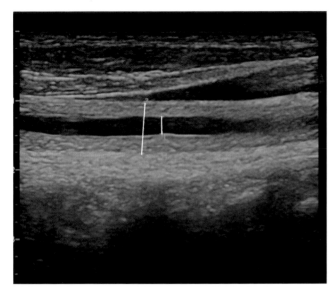

图2-11　大动脉炎性狭窄：二维声
　　　　 像图示动脉管壁均匀性增
　　　　 厚，原始管径9.0mm，局
　　　　 部残余管径1.7mm

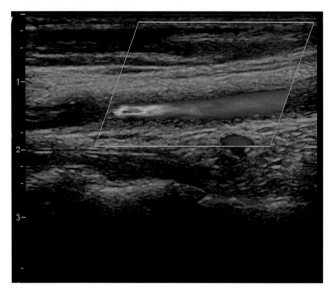

图2-12 大动脉炎性狭窄：CDFI
示管内狭窄处呈五彩镶嵌
血流

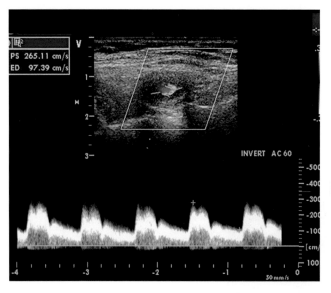

图2-13 大动脉炎性狭窄：频谱多
普勒示狭窄处最高流速
达 PSV 265cm/s，EDV
97cm/s，狭窄率为70% ～
99%

2.颈动脉夹层所致狭窄

颈动脉夹层假腔内壁内血肿形成或血栓形成可导致管腔狭窄，通过撕脱的内膜回声可鉴别，并且夹层未累及的血管部分的内膜至中膜厚度一般正常（图2-14）。

3.肌纤维发育不良导致的狭窄

此病多见于年轻患者，管径全程纤细，伴节段性管壁不光滑，血流充盈不全，典型表现为串珠样改变，频谱多普勒与健侧比较流速减低，呈高阻力型。

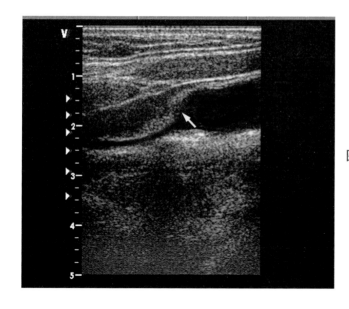

图2-14 颈动脉夹层：二维声像图示颈内动脉内可见夹层分离后的内膜斑片状回声飘动（箭头），将颈动脉分为真、假两腔，假腔内部分血栓形成，导致真腔局部管腔减小

六、临床价值

超声观察颈动脉狭窄及闭塞性病变具有直观、简便易行的特点，尤其是二维超声、彩色多普勒血流显像及频谱多普勒的结合，极大提高了诊断颈部血管狭窄及闭塞性疾病的准确率，是临床及时干预、精准治疗、评价预后以及随访的有力工具。

（穆玉明）

第二节 颈动脉夹层

一、病因学

颈动脉夹层（carotid artery dissection，CAD）指颈部动脉管壁内膜或中膜撕裂，血流冲击下内膜或中膜与外膜层分离，血液进入管壁内形成假性管腔或血栓，导致动脉管腔狭窄、闭塞，引发缺血性脑血管病。发病机制尚不清楚，可能与患者存在遗传性或先天性血管壁异常有关，自身内在因素与外在环境因素（如感染、外伤等）共同作用下促发了夹层形成。根据诱发原因可分为创伤性（开放性）CAD和自发性CAD。

二、病理解剖和病理生理

CAD通常发生于颈动脉颅外段，主要为颈内动脉夹层（internal carotid artery dissection，ICAD）和椎动脉夹层（Internal carotid artery dissection，VAD），根据分离层面不同，可将夹层分为两类：① 动脉内膜和中膜之间发生剥离，形成的血肿可导致动脉管腔狭窄或闭塞；② 动脉中膜与外膜之间发生剥离，可形成动脉瘤样扩张或破裂出血。

三、临床表现

临床表现多样，与病变引起的脑缺血程度有关，主要表现如下。① 疼痛：局部疼痛，尤其是头颈部，形式多样，可为抽痛、刺痛，或伴搏动性耳鸣。② 神经功能缺损症状：症状表现与病变血管部位有关，可出现如言语不清、肢体无力、黑矇、复视甚至昏迷等脑或视网膜神经缺损症状。

体征：Horner综合征，一般见于ICAD患者。ICAD三联征（Horner综合征、颈部疼痛、缺血症状）高度提示ICAD。另外，某些患者可出现相应脑神经受压麻痹或闻及颈部血管杂音。

四、典型病例超声图像特征及诊断要点

【病例1】--

病史：男，47岁，汉族，以"主动脉夹层术后1年，右侧肢体麻木3天"为主诉入院。高血压病史2年，最高血压达180/100mmHg，否认糖尿病史及脑血管疾病史。

体征：主动脉瓣、肺动脉瓣听诊区可闻及3/6级粗糙的、收缩期吹风样杂音。

其他医学影像：头颈部CTA显示右侧颈总动脉分叉处至右侧颈内起始动脉夹层。

实验室检查：血常规白细胞、中性粒细胞及红细胞计数偏低；D-二聚体增高，B型利钠肽偏高；乙肝五项定量检测示乙肝表面抗原定量为有反应性。

超声诊断：右侧颈动脉夹层。

超声诊断要点：① 二维超声可见动脉管腔内一线状膜样回声随血流摆动，将管腔分为真、假双腔（图2-15、图2-16）；② CDFI显示膜状回声将管腔内血流分隔（图2-17、图2-18）；CDFI还有助于发现破口，真、假腔内血流方向可不一致，取决于入口和出口位置；③ 脉冲多普勒显示真腔内血流速度增快，假腔内血流频谱异常。

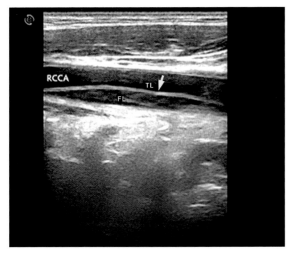

图2-15 右侧颈总动脉（RCCA）纵断面扫查，二维声像图示动脉内膜夹层分离（箭头所示），将动脉分为真腔（TL）和假腔（FL），假腔内充满中低回声团块影，提示血肿形成

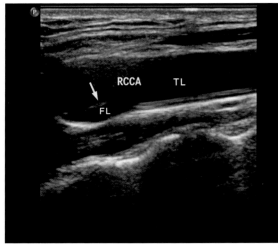

图2-16 右侧颈总动脉（RCCA）纵断面扫查，二维声像图示夹层延伸至分叉部，分叉部可见斑片状回声飘动（箭头所示），将颈总动脉分为真腔（TL）和假腔（FL），夹层破口显示欠佳

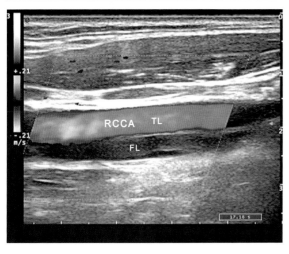

图2-17 右侧颈总动脉（RCCA）纵断面扫查，CDFI示管腔内可见一菲薄的膜状回声将血流分隔，各段流速正常。图中所示分别为真腔（TL）和假腔（FL）

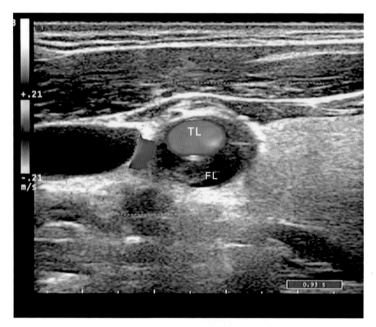

图2-18　右侧颈总动脉横断面扫查，CDFI示血流由低
　　　　回声带相隔，呈现"两腔征"表现。图中所示
　　　　分别为真腔（TL）和假腔（FL）

【病例2】

病史：男，47岁，以"间断胸痛3月余"为主诉入院。高血压病史4年，最高血压
250/160mmHg；否认糖尿病病史。

体征：未见明显异常。

其他医学影像：主动脉CTA检查示主动脉夹层Debakey Ⅰ型，头臂干、左颈总及左
锁骨下动脉起始部均受累。

实验室检查：血常规白细胞偏高，红细胞计数偏低，血红蛋白偏低；凝血功能监测
D-二聚体偏高，纤维蛋白原降解产物（FDP）偏高；生化检查甘油三酯、低密度脂蛋白
偏高，高密度脂蛋白及白蛋白偏低。

超声诊断：左侧颈动脉夹层分离，假腔内部分血栓形成。

超声诊断要点：① 发现夹层后，应查明夹层累及范围、找寻夹层起始处以及破
口；② 记录真腔、假腔内有无血流及血流方向等特征；③ 观察颈动脉频谱波形，以评
价夹层有无引起颈动脉狭窄或闭塞；④ 警惕有无血栓或夹层动脉瘤形成（图2-19～图
2-22）。

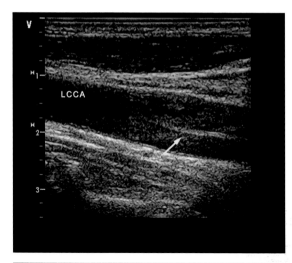

图2-19　左侧颈总动脉（LCCA）纵断面扫查，二维声像图显示左侧颈总动脉及颈内动脉内可见夹层分离后的内膜斑片状回声飘动（箭头所示），将颈动脉分为真、假两腔

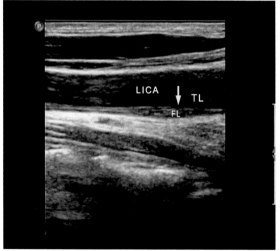

图2-20　左侧颈内动脉（LICA）纵断面扫查，二维声像图显示夹层延伸至左侧颈内动脉，将管腔分为真腔（TL）和假腔（FL），假腔内充填不均回声，提示血栓形成。夹层破口显示欠佳

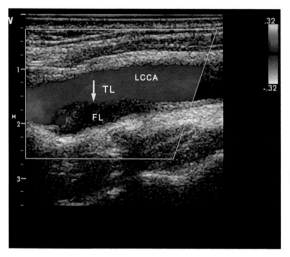

图2-21　左侧颈总动脉（LCCA）纵断面扫查，CDFI显示真腔（TL）内可见血流充盈，部分假腔（FL）内充填不均回声，无血流信号充盈

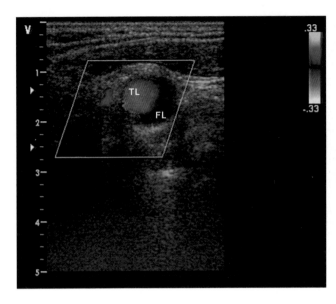

图2-22 左侧颈总动脉（LCCA）横断面扫查，CDFI显示血流由低回声带相隔，呈现"两腔征"表现。图中所示分别为真腔（TL）和假腔（FL）

五、超声图像鉴别诊断

（1）颈动脉真性动脉瘤　颈动脉夹层动脉瘤需与颈动脉真性动脉瘤相鉴别，前者可见破口以及飘动的内膜片，后者超声表现为血管腔瘤样扩张、血管壁结构完整（图2-23），彩色多普勒血流显像可于病变管腔内探及低速涡流血流信号。

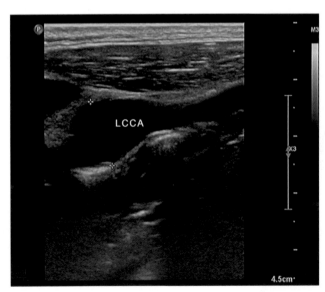

图2-23 左侧颈总动脉（LCCA）纵断面扫查，二维声像图显示内膜增厚，管壁结构完整，内径扩张（约17mm），提示左颈总动脉真性动脉瘤形成

（2）颈动脉假性动脉瘤　有外伤史或医疗操作史，超声特点为动脉周边组织间隙形成无血管壁结构的搏动性包块，CDFI见瘤内涡流血流信号，与邻近动脉间形成细小血流通道，呈双向"振荡型"血流频谱。

六、临床价值

超声可直观展示颈部动脉管壁及其内血流情况，是筛查或随访评估CAD的首选方法。二维超声显示血管双腔改变、管腔中漂浮的内膜以及血管壁间血肿等诊断CAD的直接征象，配合多普勒超声可观察到血流速度减慢、闭塞等提示CAD的间接征象。对于成像不清楚的患者，确诊需结合其他影像学检查。

（穆玉明）

第三节　颈动脉肌纤维发育不良

一、病因学

肌纤维发育不良（fibromuscular dysplasia，FMD）是一种非动脉硬化性、非炎症性、节段性肌性动脉血管壁病变，可导致小中动脉狭窄、闭塞、夹层和（或）动脉瘤及远端血管迂曲。病因尚未明确，除遗传因素外，激素水平及血流动力学改变等可能都参与其发生，目前认为是遗传和环境因素共同作用所致。

FMD好发于中年女性，发病率尚不十分清楚。普通人群中，有症状的肾动脉FMD发生率大约为4/1000，颈-脑血管FMD发生率约为肾动脉FMD的一半。

二、病理解剖和病理生理

FMD是一种全身性血管病，全身动脉均可发生，最常累及肾动脉和颈内动脉，但颈内动脉近端不易受累。一般呈节段性，多为双侧对称性病灶。其以动脉壁纤维及平滑肌细胞异常增生、弹力纤维破坏为病理特征。

从组织学角度，根据累及动脉壁部位不同，FMD可分为四种类型即中膜型、内膜型、外膜型及混合型，中膜型最为常见，占80%左右，其特点是血管纤维组织增生和瘤样扩张交替出现；内膜型是胶原在血管内膜沉积，表现为长管状或局限性束带样狭窄；外膜型为外膜疏松结缔组织被致密纤维组织代替，使局部血管向一侧扩张，呈动脉瘤样改变。由于动脉壁多层受累并不少见，因此这种分型方法并不能将彼此截然区分。近年有学者提出根据血管造影表现进行分型，分为多发局灶型（串珠样改变）、单一局灶型（孤立狭窄长度＜1cm）和管型（狭窄长度≥1cm）三种类型，后两者也有学者归为一类。

FMD多为良性病变，对机体循环系统影响随受累血管部位、病变类型及狭窄程度不同而不同，可有重度的血管狭窄和灌注不足、血栓形成、动脉夹层或动脉瘤破裂等，可有侧支循环形成；当病变累及肾动脉时，会伴发高血压，当病变累及冠状动脉时，会引起急性冠脉综合征或急性左心衰的循环改变。

三、临床表现

患者可以出现头痛、搏动性耳鸣、一过性缺血发作或卒中，也可能无症状。年龄较大（≥65岁）的中膜型FMD者，相比临床表现较轻。

四、典型病例超声图像特征及诊断要点

病史：女，63岁，以"间断性右侧头晕、头痛4年，近期加重"为主诉入院。1年前右侧颈内动脉狭窄和腔隙性脑梗死病史。无高血压、糖尿病病史。

体征：未见明显异常。

其他医学影像检查：头部MRI检查显示多发腔隙性脑梗死；头部MRA检查显示右侧颈内动脉颅内段、大脑中动脉、大脑前动脉及部分远端分支未显示。

实验室检查：无明显异常。

手术和病理：无。

超声诊断：右侧颈内动脉肌纤维发育不良（管型狭窄）。

超声诊断要点：① 双侧颈总动脉及颈内动脉内中膜无明显增厚；② 右侧颈内动脉距颈总动脉分叉约17mm管径突然变细（图2-24）；③ CDFI显示狭窄段细束血流，血流峰速43cm/s，舒张期流速7cm/s（图2-25）；血管阻力增大。狭窄的远处未见明显血流信号显示。

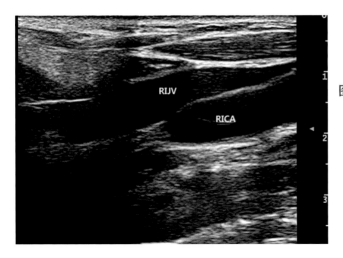

图2-24 二维声像图显示右侧颈内动脉（RICA）距颈总动脉分叉17mm处，管径突然变细。近心端内径6.3mm，外径8.2mm；远心端内径1.2mm，外径3.8mm，呈管状狭窄；再远显示不清。RIJV为右侧颈内静脉

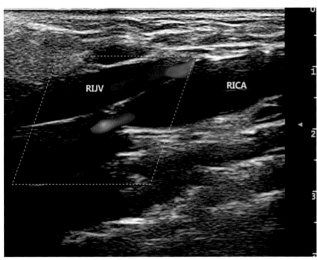

图2-25 上述同一患者右侧颈内动脉（RICA）纵断面，CDFI显示狭窄段细小血流，远端未见血流显示，多考虑闭塞

五、超声图像鉴别诊断

（1）颈动脉粥样硬化 颈动脉FMD长段管状狭窄时，应与动脉粥样硬化相鉴别。FMD与动脉粥样硬化鉴别的关键点在于动脉粥样硬化常发生在动脉分叉处或动脉近段，可探及动脉粥样硬化斑块，彩色及频谱多普勒检查通常在此处出现湍流信号；而FMD患者狭窄通常发生在这些血管的中间甚至远段，内中膜无明显增厚，一般无动脉粥样硬化斑块。患者也可以同时患有FMD和动脉粥样硬化。

（2）多发性大动脉炎 FMD可发生在多支血管，引起高血压、一过性脑缺血、脑卒中及动脉狭窄、动脉瘤或夹层等异常，容易与多发性大动脉炎混淆。大动脉炎患者多以

青年女性多见，受累血管管壁不同程度增厚，血管造影经典表现为长段均匀狭窄，急性期有血沉、C反应蛋白升高，而这些检验指标在FMD患者通常正常，除非发生急性梗死。

六、临床价值

由于临床认识不足，FMD常被误诊。FMD的诊断主要依据病史及影像学检查。DSA检查目前仍然被认为是FMD诊断的金标准，中膜型病例影像学常表现为特征性"串珠样"改变，二维超声及超声造影可以显示血管形态，彩色及频谱多普勒超声则可提供血流动力学信息；但对于颈动脉中远端深部病变超声检查可能不易探及。

由于目前尚缺乏超声与金标准DSA检查对照研究结果，超声评价FMD时血管病变严重程度的准确性尚未得到验证，尤其对于存在多处狭窄和扩张的中膜型FMD，无法用动脉硬化斑块性狭窄程度超声评价标准进行评价。指南中对颈动脉FMD超声检查结果的正确描述为：颈动脉中段至远段血流加速（列出最大血流速度、舒张期血流速度），出现湍流和（或）血管迂曲，符合颈动脉FMD。另外，由于超声对颅底颈内动脉病变显示不足，若怀疑此处有夹层动脉瘤时，需进行CT血管造影或MR血管造影检查，后者还可对颅内动脉是否有瘤样改变进行判断。当颈动脉FMD患者出现高血压时，应注意检测肾动脉有无病变。总之，影像学检查对于早期发现和准确诊断FMD及评价并发症具有重要价值，对于临床选择合适治疗方案具有重要意义。

（袁丽君）

第四节　颈动脉真性、假性动脉瘤

一、病因学

颈动脉真性动脉瘤（true aneurysm）多由动脉粥样硬化引起，比较少见的病因有肌纤维发育不良、放射性损伤、动脉炎症及白塞病等。颈动脉假性动脉瘤（false aneurysm）多由暴力外伤引起，也可由医源性因素引起，如经皮颈静脉导管置入术或诊断/治疗性动脉造影。以往有动脉内膜剥脱术史者也可能发生。

二、病理解剖和病理生理

真性动脉瘤主要特征是管壁局部变薄，呈局限性梭形或囊状扩张，管壁由动脉壁全层组成，连续性好，瘤腔内可有血栓形成。假性动脉瘤动脉管壁破裂，血液自破裂口流出在周围软组织内形成局限性血肿。

三、临床表现

颈动脉真性和假性动脉瘤局部多具有搏动性，瘤体较大时可能会压迫气管、食管及喉返神经，引起呼吸困难、吞咽困难、声音嘶哑等症状。创伤性或医源性假性动脉瘤常伴有局部瘀斑。

四、典型病例超声图像特征及诊断要点

【病例1】

病史：男，57岁，以"高血压病史10年"为主诉入院，血压最高达170/130mmHg。10年前诊断为"脑梗死"，遗留有言语含混及右侧肢体活动障碍。

体征：无显著异常；MMSE量表评分11分，提示存在痴呆；缺血评分量表评分14分，提示存在血管性痴呆。

其他医学影像：头颅CT示脑梗死；心电图示窦性心律，左心室肥厚。

手术和病理：无。

超声诊断：左侧颈总动脉膨大处真性动脉瘤。

超声诊断要点：① 左侧颈总动脉近膨大处呈瘤样扩张，长度范围41mm，瘤体最大径22mm，瘤壁周边可见钙化斑；② 瘤腔内可见稍高回声充填，多考虑为血栓形成，此处CDFI信号充盈缺损；血栓内可见不规则细小无回声区，CDFI显示段、条状血流信号，考虑血栓少许再通；③ 瘤体内非血栓部分彩色多普勒血流显像多为旋涡状血流信号（图2-26～图2-28）。

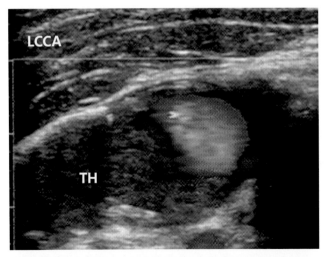

图2-26 左侧颈总动脉（LCCA）近似短轴切面扫查，CDFI显示颈总动脉局部呈瘤样扩张，管壁周围可见钙化斑，管腔较大部分被稍高回声充填

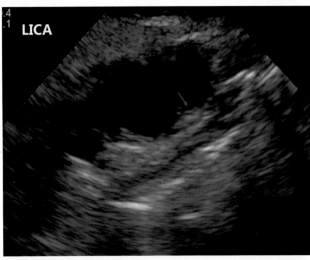

图2-27 左侧颈内动脉（LICA）二维声像图显示颈内动脉局部呈瘤样扩张，最宽处内径22mm，范围41mm，管壁可见稍强斑块回声附着（箭头所示）；远心端内径5.4mm

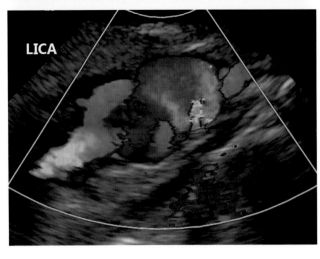

图2-28 上述同一患者，CDFI显示左侧颈内动脉（LICA）扩张处呈涡流，远端血流通畅

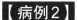

【病例2】

病史：女，53岁，慢性肾功能不全、颈部血肿入院。入院前4天在外院行颈内静脉置管术，手术失败，术后颈部出现血肿。

体征：查体不合作。中度贫血貌，颈部右侧触及一大小约8cm×10cm包块，质硬。

其他医学影像：无。

实验室检查：白细胞$15.24×10^9$/L，红细胞$1.72×10^{12}$/L，血红蛋白53g/L，血小板计数$86×10^9$/L，总蛋白57.2g/L，血尿素氮16.04mmol/L，血肌酐522.8μmol/L。

手术和病理：未手术。

超声诊断：右侧颈总动脉假性动脉瘤。

超声诊断要点：① 右侧颈总动脉前壁连续性回声中断（图2-29）；② CDFI显示破口处"进出"血流信号（图2-30）；③ 频谱多普勒显示破口处"进出"血流速度波形（图2-31）；④ 动脉壁破裂初期，瘤体内可见涡流血流信号；后期可有血栓形成。

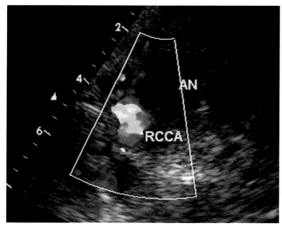

图2-29 右侧颈总动脉（RCCA）横断面扫查，CDFI显示颈总动脉前壁破口处可见由瘤体进入到颈总动脉的血流信号。破口处前方可见4.4cm×7.5cm×6.5cm异常较低回声区，轮廓不规则，其内周边可见不均质血栓回声

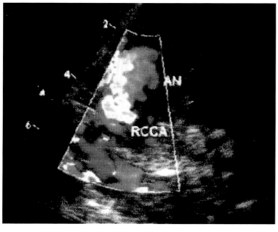

图2-30 上述同一患者，CDFI显示右侧颈总动脉（RCCA）血流自破口进入到血管周围瘤体内，与上述图像形成典型假性动脉瘤"进出"血流信号

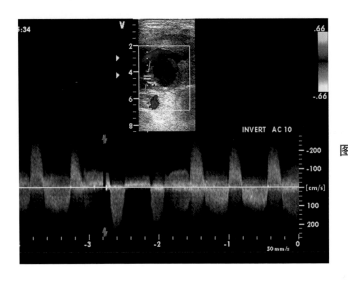

图2-31 上述同一患者，右侧颈总动脉破口处频谱多普勒图像显示"进出"血流信号，由颈总动脉进入瘤体血流速度270cm/s，瘤体进入颈总动脉血流速度124cm/s

五、超声图像鉴别诊断

颈动脉真性动脉瘤需与假性动脉瘤相鉴别。根据典型超声表现及病史不难鉴别。超声图像鉴别要点为真性动脉瘤二维超声显示管壁完整，管径呈梭形或囊状扩张，CDFI表现为瘤体内红蓝相间涡流信号；假性动脉瘤二维超声显示管壁连续性回声中断，CDFI及频谱多普勒表现为破口处"进出"血流信号。

六、临床价值

超声检查可明确诊断颈动脉真性和假性动脉瘤，可提供动脉瘤大小及位置、假性动脉瘤破裂口形态及大小，并对血栓形成情况和血流动力学进行评估，后者对于选择合适治疗方法非常重要。超声检查还可以随访动脉瘤的变化和治疗效果。

（袁丽君）

第五节　颈动脉多发大动脉炎

大动脉炎（takayasu arteritis，TA）是指发生在大动脉及主要分支的一组慢性进行性非特异性炎性疾病，可导致节段性管腔狭窄甚至闭塞，并可继发血栓。由于病变部位不同，临床表现各异。本病在亚洲地区比较多见，在西方较少见。国内报道女性占67%～69%，发病年龄为5～45岁，89%在30岁以下，大多发病缓慢，预后较差。

一、病因学

本病的病因尚未明确，可能与下列多种因素有关。

（1）自身免疫因素　研究发现患者血清中免疫球蛋白IgA、IgG、IgM、C反应蛋白升高，类风湿因子和抗内皮细胞抗体等呈阳性。

（2）遗传因素　近年来越来越受到关注，有报道，HLA阳性表达，不同地区多发大动脉炎患者的HLA基因型有差别。

（3）性激素　本病好发于女性，男女比例为1∶8。

二、病理解剖和病理生理

多发性大动脉炎呈多因素作用的病理过程。主要表现为动脉全层炎症，呈节段性分布，早期受累的动脉壁全层均有炎症反应，以外膜最重，中膜次之。病变最严重处中膜弹力板几乎全被破坏，大量结缔组织产生。内膜显著增厚，其中平滑肌细胞大量增生并产生大量胶原纤维及蛋白多糖，内弹力膜断裂或消失。外膜大量结缔组织增生，其中胶原纤维玻璃样变；滋养血管增生，周围有淋巴细胞、浆细胞浸润。病变晚期动脉壁以纤维化为主，管腔不同程度狭窄，并发血栓时可导致闭塞。部分病例，由于中膜破坏动脉壁扩张，向外膨隆形成梭形或囊状动脉瘤，近年有少数主动脉夹层的报告。依据受累血管不同以及狭窄程度的不同可导致血供远端脏器以缺血改变为主。

三、临床表现

患者发病早期低热、乏力、关节痛、肌肉痛、食欲下降、体重减轻等非特异性表现，临床易漏诊。随着病情的发展，可以分为五型（图2-32）。

（1）Ⅰ型　病变主要发生在主动脉弓及其大的动脉分支，可以累及其中一支，也可以同时累及多支动脉，一般左侧多于右侧；以左锁骨下动脉和颈总动脉最为常见，头臂干和右锁骨下动脉次之；有时病变也可累及颈内动脉及椎动脉，表现为头晕、眩晕、头痛、视物昏花、咀嚼无力等，患者可反复晕厥、抽搐、失语、偏瘫。

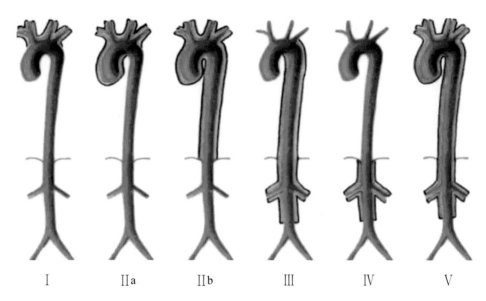

$$\text{I} \qquad \text{II a} \qquad \text{II b} \qquad \text{III} \qquad \text{IV} \qquad \text{V}$$

图2-32　颈动脉多发大动脉炎分型

（2）Ⅱ型　Ⅱa累及升主动脉、主动脉弓及其分支。Ⅱb累及升主动脉主动脉弓及其分支，胸降主动脉。

（3）Ⅲ型　累及降主动脉和肾动脉。

（4）Ⅳ型　仅累及腹主动脉或肾动脉。

（5）Ⅴ型　合并Ⅱb和Ⅳ型。此型最为常见。

四、典型病例超声图像特征及诊断要点

（一）图像特征

【病例1】

病史：女，16岁，以"头痛、头晕数月"为主诉就诊。

体征：未发现明显异常。

其他医学影像：双侧颈总动脉、双上肢动脉、主动脉弓病变，为大动脉炎改变。

实验室检查：血沉83mm/h，C反应蛋白28.6μg/L，血清淀粉酶-A 33.5U/L。

超声诊断：患者双侧颈总动脉管壁普遍性增厚，双侧颈总动脉血流速度加快，考虑为多发性大动脉炎（图2-33～图2-36）。

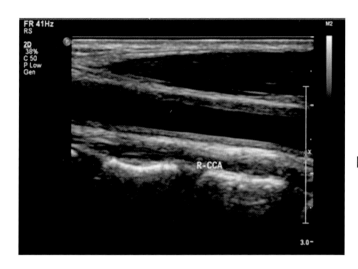

图2-33 右侧颈总动脉（RCCA）纵断面扫查，二维声像图显示动脉壁全层弥漫性增厚，动脉壁僵硬、搏动减弱

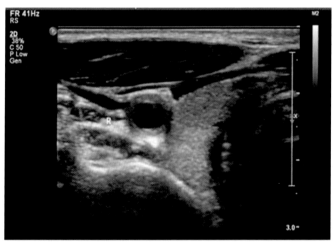

图2-34 右侧颈总动脉横断面扫查，二维声像图显示颈总动脉管壁呈向心性增厚

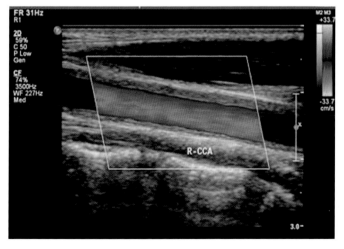

图2-35 右侧颈总动脉（RCCA）纵断面扫查，CDFI显示颈总动脉血流色彩鲜亮

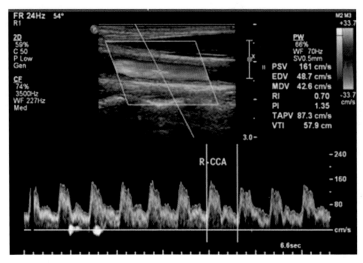

图2-36 频谱多普勒显示颈总动脉血流速度明显加快

【病例2】

病史：女，18岁，以"发热，晕厥，左上肢无力1个月"为主诉就诊。

体征：双侧颈总动脉为触及波动，左侧未触及脉搏波动，左锁骨下可闻及杂音。

其他医学影像：全身动脉血管增厚、狭窄病变，为大动脉炎活动期。

实验室检查：血沉69mm/h，C反应蛋白24.1μg/L，血清淀粉酶-A 29.5U/L。

超声诊断：患者左侧锁骨下动脉多发性大动脉炎导致管腔狭窄（重度）；左侧椎动脉彩色血流及频谱多普勒异常；符合左侧锁骨下动脉窃血（部分型）；右侧颈总动脉多发性大动脉炎致管腔多处狭窄并数条侧支血管形成（图2-37～图2-41）。

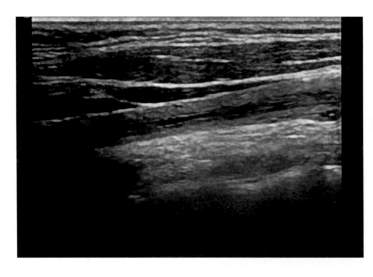

图2-37 右侧颈总动脉纵断面扫查，二维声像图示动脉管壁正常结构消失，呈向心性增厚，外膜与周围组织分界不清，管腔明显狭窄

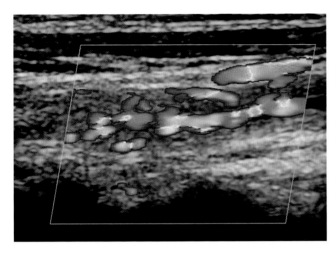

图2-38 CDFI显示右侧颈总动脉多处狭窄，狭窄处呈五彩镶嵌样血流，增厚的管壁可见数条侧支血管形成

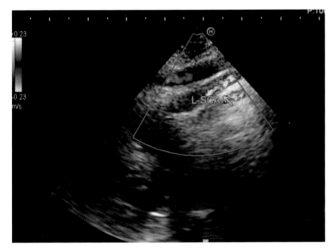

图2-39 CDFI显示左锁骨下动脉（LSCA）近心端管壁增厚致管腔狭窄，狭窄处呈五彩镶嵌样血流

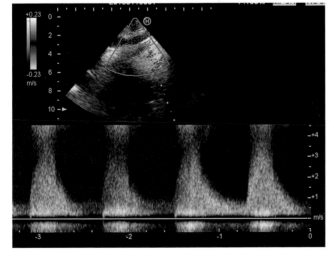

图2-40 频谱多普勒显示左锁骨下动脉近心端狭窄处血流速度明显加快

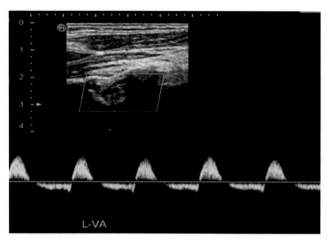

图2-41　频谱多普勒显示左侧椎动脉收缩期波峰倒置，为锁骨下动脉窃血（部分型）

【病例3】

病史：男，年龄26岁，因头痛、头晕、高血压就诊。

体征：颈部可闻及杂音。

其他医学影像：颈动脉、主动脉全程及腹部分支动脉增厚、狭窄病变；颈部及主动脉弓增厚管壁显示延迟强化，提示活动期改变。

实验室检查：血沉28mm/h，C反应蛋白16.5μg/L，血清淀粉酶-A 27.1U/L。

超声诊断：患者双侧颈总动脉管壁普遍增厚；右侧颈总动脉中段瘤样扩张；多考虑为多发性大动脉炎（图2-42～图2-44）。

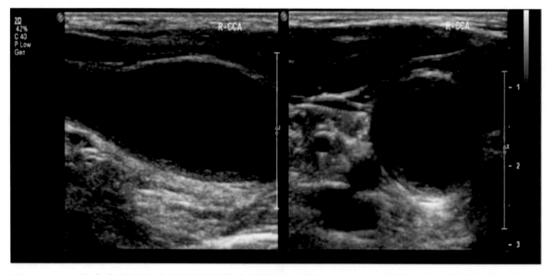

图2-42　二维声像图显示右侧颈总动脉内径粗细不均匀，中段呈瘤样扩张，管壁普遍性增厚

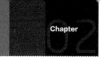
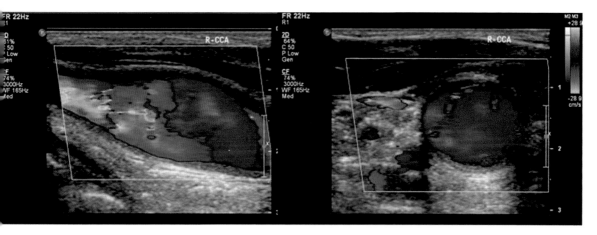

图 2-43 CDFI显示右侧颈总动脉中段瘤样扩张处管腔内血流呈涡流样改变

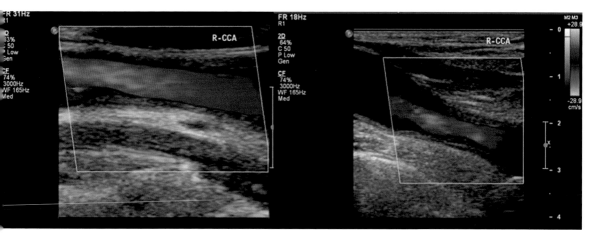

图 2-44 CDFI显示右侧颈总动脉远心端管壁增厚致管腔狭窄

【病例4】

病史：女，43岁，发现多发性大动脉炎数十年，现服用激素每日半片，来院复查。

实验室检查：血沉4mm/h，C反应蛋白0.34μg/L，血清淀粉酶-A 0.35U/L。

超声造影：患者双侧颈总动脉前壁管壁增厚处未见明显增强剂增强显影，考虑为非活动期改变即0级（图2-45）。

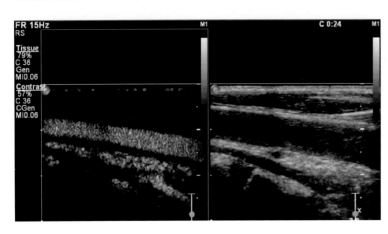

图2-45　超声造影：注射增强剂24s后右侧颈总动脉前、后壁管壁增厚处未见明显增强剂显影（左图）

【病例5】

病史：女，38岁，2000年诊断为多发性大动脉炎，现服用激素每日半片，来院复查。

实验室检查：血沉2mm/h，C反应蛋白0.63μg/L，血清淀粉酶-A 0.66 U/L。

超声造影：患者双侧颈总动脉前壁管壁增厚处散在增强剂增强显影，考虑为活动期改变Ⅰ级（图2-46）。

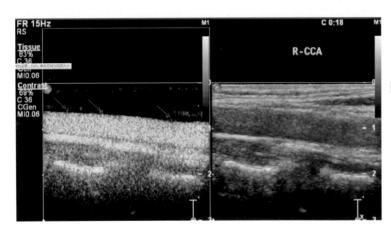

图2-46　超声造影：注射增强剂18s后右侧颈总动脉前壁管壁增厚处可见散在增强剂充填（左图中红色箭头所示）

【病例6】

病史：男，23岁，2014年诊断为多发性大动脉炎，现服用激素每日1片半，来院复查。

实验室检查：血沉3mm/h，C反应蛋白0.65μg/L，血清淀粉酶-A 12.5U/L。

超声造影：患者双侧颈总动脉前、后壁管壁增厚处较密集增强剂增强显影，考虑为活动期改变Ⅱ级（图2-47）。

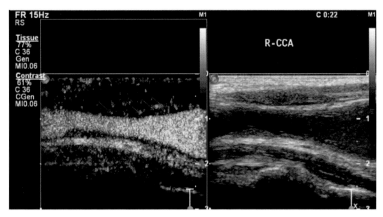

图2-47 超声造影：注射增强剂22s后右侧颈总动脉前壁管壁增厚处可见较密集增强剂充填（左图中红色箭头所示）

【病例7】

病史：女，15岁，2016年诊断为多发性大动脉炎，现服用泼尼松每日4片，来院复查。

实验室检查：血沉35mm/h，C反应蛋白17.2μg/L，血清淀粉酶-A 28.5U/L。

超声造影：患者双侧颈总动脉前、后壁管壁增厚处密集增强剂增强显影，考虑为活动期改变Ⅲ级（图2-48～图2-50）。

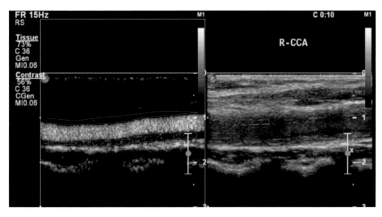

图2-48 超声造影：注射增强剂10s后右侧颈总动脉管腔内可见增强剂充填（左图）

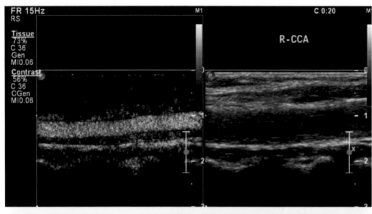

图2-49 超声造影：注射增强剂20s后右侧颈总动脉前、后壁管壁增厚处可见密集增强剂充填（左图中红色描记）

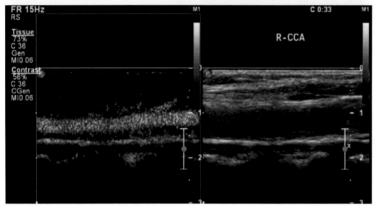

图2-50 超声造影：注射增强剂33s后右侧颈总动脉前壁处可见侧支血管形成（左图中红色箭头所示）

（二）超声诊断要点

（1）病史 患者多为年轻女性，长年居住于重度污染、寒冷地区，发病早期有低热、乏力症状，生化免疫球蛋白IgA、IgG、IgM、C反应蛋白升高。

（2）二维超声 动脉管腔狭窄，动脉管壁三层结构分界不清，广泛增厚。内膜均匀性增厚，呈"被褥状"，管腔呈向心性狭窄。

（3）彩色及频谱多普勒 血管闭塞，管腔内探及不均回声的血栓充填，CDFI未探及血流信号。

（4）超声造影 依据患者管壁增厚处增强剂增强显影特点分为四级。① 0级：非活动期改变，增厚管壁未见增强剂增强显影。② Ⅰ级：轻度活动期改变，增厚管壁可见散在点状增强剂增强显影。③ Ⅱ级：中度活动期改变，增厚管壁可见较密集增强剂增强显影。④ Ⅲ级：重度活动期改变，增厚管壁可见密集增强剂增强显影。

（三）诊断标准

采用1990年美国风湿病学会的分类标准。① 发病年龄＜40岁；出现症状或体征时年龄＜40岁。② 肢体间歇性运动障碍：活动时一个或更多肢体出现乏力、不适或症状加重，尤以上肢明显。③ 肱动脉搏动减弱：一侧或双侧肱动脉搏动减弱。④ 脉压＞10mmHg；双侧上肢收缩压差＞10mmHg。⑤ 锁骨下动脉或主动脉杂音：一侧或双侧锁骨下动脉或腹主动脉闻及杂音。⑥ 动脉造影异常：主动脉一级分支或上下肢近端的大动脉狭窄或闭塞，病变常为局灶性或节段性，且不是由动脉硬化、肌纤维发育不良或类似原因引起。符合上述6项中的3项者可诊断本病，此标准诊断的敏感性和特异性分别是90.5%和97.8%。

五、超声图像鉴别诊断

结合上述典型动脉狭窄或阻塞部位、好发部位、患者的年龄、性别，鉴别诊断一般并无困难。本病应与以下疾病相鉴别。

（1）动脉粥样硬化致颈动脉狭窄　多见于中老年患者，多伴有高血压、高血脂、高血糖等，超声主要以内膜至中膜增厚为主，分布不均匀，形态不规则，回声强弱不等为特点，结合临床不难鉴别。

（2）颈动脉纤维肌发育不良　一般位于颈内动脉和大脑中动脉，多为血管中层发育不良，引起平滑肌分布异常，不伴有动脉粥样硬化或炎症，典型超声表现为"串珠样"改变。

（3）血栓闭塞性脉管炎　多见于青年男性，与吸烟密切相关，主要侵犯四肢的中、小动脉，主动脉及其主要分支几乎不受累。超声表现：胫前动脉、胫后动脉等管腔内暗淡回声充填，未见明显彩色及频谱多普勒。

（4）首发为大动脉炎的动脉瘤，或其他部位动脉狭窄、阻塞为其特点的病变时，应结合病史及临床检查同其他原发病相鉴别。

六、临床价值

颈动脉多发大动脉炎的影像学检查方法包括血管超声、DSA、CT血管造影（CTA）、MRA等，其中血管超声检查是大动脉炎的首选非创伤性检查方法。它具有准确、安全、无创、廉价、便捷等优点，不仅二维可以直接显示血管的形态结构，彩色及频谱多普勒还可对受累动脉严重狭窄程度或闭塞进行准确评估，尤其在侧支循环的探查中具有明显优势；并且应用颈动脉超声造影，通过半定量分析受累动脉增厚血管壁内的新生血管，可评估大动脉炎活性分级，对大动脉炎临床治疗方案的制定提供有效依据；最后超声可对患者治疗后的血管进行检测，评估临床治疗效果。

（刘丽文）

第六节　锁骨下动脉窃血综合征

一、病因学

　　锁骨下动脉窃血综合征（subclavian steal syndrome，SSS）最常见的病因是动脉粥样硬化，好发于左锁骨下动脉。其他病因有大动脉炎、动脉夹层、局部动脉受压、外伤、血管及解剖畸形等。

二、病理解剖和病理生理

　　病理基础为发出椎动脉前的锁骨下动脉或头臂动脉近心端严重狭窄或完全闭塞时，锁骨下动脉远心端产生虹吸作用，导致同侧椎动脉血液逆流至锁骨下动脉远心端及其分支，保证患侧上肢血供。

　　由于左侧锁骨下动脉直接由主动脉弓发出，右侧锁骨下动脉由头臂干发出，因此左侧锁骨下动脉的血管壁受血流冲击较大，血流经过此处时极易发生湍流，出现血管内膜损伤、脂质沉积和粥样斑块形成，导致左锁骨下动脉近心端更易发生管腔狭窄或闭塞。

三、临床表现

　　多数患者可无明显症状，有症状者包括椎-基底动脉供血不足和患侧上肢缺血症状，前者表现为头晕头痛、视物障碍、耳鸣等；后者表现为患侧上肢乏力、麻木等。

四、典型病例超声图像特征及诊断要点

　　病史：男，60岁。以"劳累后反复发作头晕头胀3年，加重1周"为主诉入院。既往有高血压病史，长期服用抗高血压药。

　　体征：左侧肱动脉压116/65mmHg，右侧肱动脉压153/73mmHg，左侧桡动脉搏动

较右侧明显减弱。

其他影像学：颈部动脉CTA示左锁骨下动脉长约1.8cm未见显影，双侧椎动脉起始段显示不清，椎动脉右侧V2段、左侧V4段见钙化、非钙化斑块，管腔轻度变窄。

实验室检查：总胆固醇（TC）6.5mmol/L，甘油三酯（TG）2.4mmol/L，血浆高密度脂蛋白胆固醇（HDL-C）36mg/dL，空腹血糖（GLU）4.52mmol/L。

超声诊断：左侧椎动脉血流反向，考虑锁骨下动脉窃血。

超声诊断要点：锁骨下动脉窃血早期同侧椎动脉多普勒频谱显示收缩早期血流速度降低，流速最低点接近血流零基线，锁骨下动脉窃血进展期同侧椎动脉多普勒频谱显示双向血流，收缩期出现短暂反向血流，舒张期血流正向，锁骨下动脉狭窄严重或闭塞时，同侧椎动脉可出现完全反流，当发现椎动脉血流反向时，注意不要将之与椎静脉血流混淆。另患侧锁骨下动脉远心段多普勒频谱表现为收缩期上升支迟缓的单向波，波形圆钝（图2-51～图2-55）。

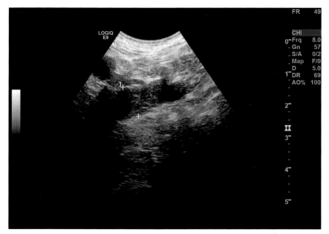

图2-51　左侧锁骨下动脉纵断面扫查，二维声像图示左侧锁骨下动脉起始段管腔内似见低回声充填

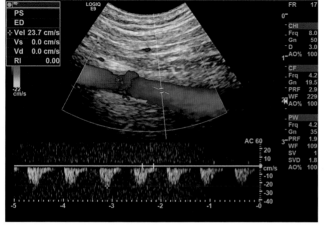

图2-52　频谱多普勒显示左侧锁骨下动脉远心段血流频谱波形呈"小慢波"，流速23.7cm/s

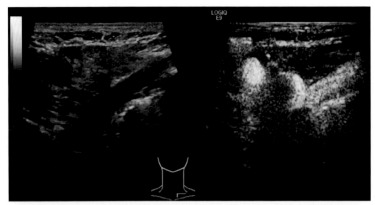

图2-53 超声造影示左侧锁骨下动脉起始段未见对比剂进入

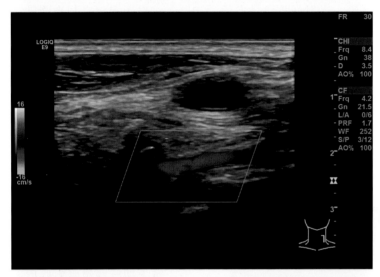

图2-54 CDFI显示左侧椎动脉内出现反向血流信号

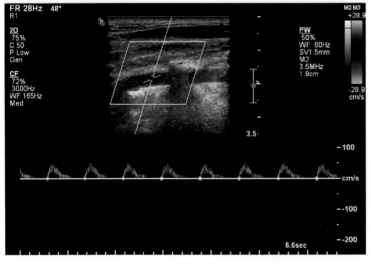

图2-55 频谱多普勒示左侧椎动脉频谱波形反向

五、超声图像鉴别诊断

需与锁骨下动脉椎动脉开口后狭窄鉴别。锁骨下动脉椎动脉开口后狭窄时同侧椎动脉不会出现反向血流，椎动脉频谱收缩期不会出现切迹或反向频谱。

六、临床价值

超声检查可以通过观察椎动脉的血流方向及多普勒频谱波形特点无创性评估是否存在锁骨下动脉窃血，帮助鉴别诊断患者临床表现是否与后循环血流动力学改变相关。

（谢明星）

第七节　椎动脉狭窄和闭塞性疾病

一、病因学

椎动脉狭窄和闭塞常见的原因包括动脉粥样硬化、头臂型多发性大动脉炎等。好发部位多位于椎动脉起始部。

二、病理解剖和病理生理

大脑后部供血主要来自双侧椎动脉。椎动脉是锁骨下动脉的第一个分支，向上走行至第6颈椎进入横突孔，经枕骨大孔进入颅内，双侧椎动脉在脑桥下缘汇合形成基底动脉，至中脑再分支为大脑后动脉。一侧椎动脉狭窄或闭塞，对侧椎动脉会代偿性扩张，弥补患侧造成的脑供血不足。

三、临床表现

椎-基底动脉供血不足表现，如眩晕、头痛、恶心、呕吐，听力及视力障碍，甚至出现猝倒、共济失调、脑梗死等。

四、典型病例超声图像特征及诊断要点

病史：男，69岁，以"头晕伴左侧肢体乏力1年，加重2个月"为主诉入院。高血压10年，血压最高达180/100mmHg。

体征：左上肢肌力3级，左下肢肌力4级，右侧肢体肌力、肌张力正常，闭目难立（Romberg）征（＋），克尼格（Kernig）征（－）。

其他影像学：DSA示左侧椎动脉起始部狭窄，可见长约1cm中度狭窄，狭窄率约64%（最窄处约1.7mm，远段正常段约4.7mm）。

实验室检查：总胆固醇（TC）7.0mmol/L，甘油三酯（TG）2.9mmol/L，空腹血糖（GLU）7.2mmol/L。

超声诊断：左侧椎动脉起始段狭窄。

超声诊断要点：椎动脉狭窄处彩色多普勒探及湍流血流信号，狭窄处与非狭窄处收缩期峰值流速比≥2。椎动脉闭塞时管腔内见低回声或高回声，无搏动性，管腔内无彩色或频谱多普勒信号。超声多普勒受声束入射角度影响较大，当椎动脉与声束垂直时多普勒可无信号，出现假阳性。当重度狭窄接近闭塞时血流速度低，彩色血流标尺需适当调节，不然易误诊为闭塞（图2-56～图2-61）。

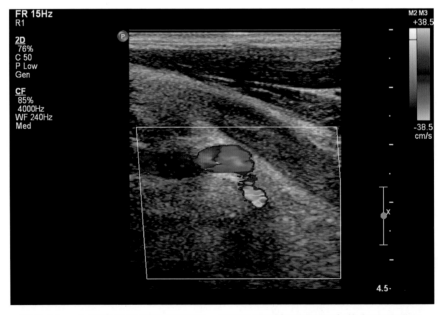

图2-56　左侧椎动脉纵断面扫查，CDFI显示起始段细束花色血流信号

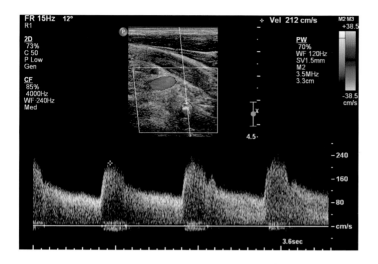

图2-57 频谱多普勒示左侧椎动脉起始段PSV约212cm/s

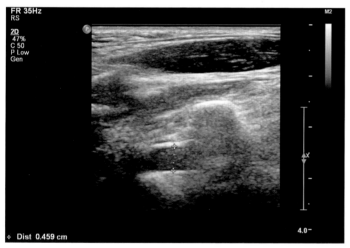

图2-58 左侧椎动脉纵断面扫查，二维声像图示横突段内径约4.6mm

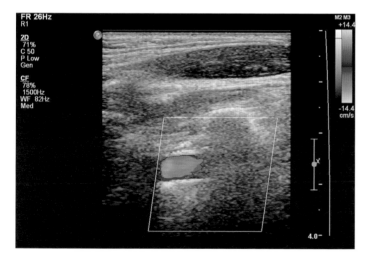

图2-59 左侧椎动脉纵断面扫查，CDFI显示横突段管腔内彩色血流信号充盈良好

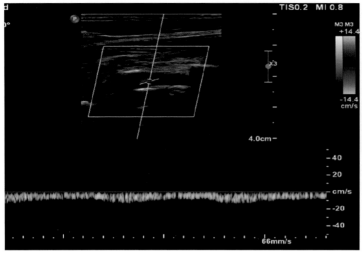

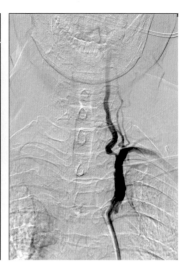

图2-60　左侧椎动脉纵断面扫查，频谱多普勒示横突段频谱呈"小慢波"，PSV约15cm/s

图2-61　DSA示左椎动脉起始部见长约1cm中度狭窄，狭窄率约64%（最窄处约1.7mm，远端正常段约4.7mm）

五、超声图像鉴别诊断

（1）椎动脉发育不良　椎动脉发育不良时，椎动脉管腔全程细小，CDFI示管腔内彩色血流充盈良好，对侧椎动脉多增宽。椎动脉狭窄时，CDFI示病变处细束花色血流信号，局部血流加速。

（2）椎动脉缺如　椎动脉缺如时，于椎静脉后方不能显示椎动脉管腔，而椎动脉狭窄时可显示动脉管腔。

（3）锁骨下动脉起始部狭窄　锁骨下动脉起始部狭窄时，产生的高速射流可引起同侧椎动脉起始部血流加速，此时探查同侧上肢动脉，频谱呈现狭窄后频谱改变。而椎动脉狭窄时，同侧上肢动脉频谱无异常改变。

六、临床价值

超声检查可无创的诊断椎动脉狭窄或闭塞的程度和范围，同时对于发病率较高的动脉粥样硬化可以判断粥样斑块的性质和形态，对临床治疗方案的选择和疗效判断有重要帮助。

（谢明星）

第八节　颈静脉疾病

颈内静脉瘤

一、病因学

颈内静脉瘤也称颈内静脉扩张症（internal jugular vein phlebectasia），是一种较为罕见的疾病，目前病因尚不明确。真性静脉瘤是静脉的局部管壁向组织间隙膨出形成瘤体，颈静脉淋巴囊残留可能是该病的致病因素，此外还与外伤、上纵隔的压迫或先天性静脉壁肌层的缺损等有关。假性静脉瘤是纤维结缔组织包绕形成与所属静脉相通的局限性瘤腔，其瘤壁无静脉壁结构，多数学者认为此病与静脉管壁局部平滑肌纤维发育不良有关，管壁遭受机械性外力或病理性侵蚀（如静脉炎）致静脉管壁破裂，血液流出管腔并经纤维组织包裹而形成。

二、病理解剖和病理生理

颈内静脉瘤以真性静脉瘤多见，静脉管壁呈梭状局限性扩张，偶可见呈囊状扩张，术后病理常表现为静脉管壁局部平滑肌纤维发育不良或管壁薄弱，管腔膨大，但其静脉壁结构存在，瘤壁有静脉血管内皮细胞覆盖。近期有研究显示，儿童患者中扩张的颈内静脉壁内肌层变薄，而成人患者中基层缺如。假性静脉瘤瘤壁为大量纤维结缔组织构成，未见正常静脉血管内皮细胞，可见少量脂肪组织。

三、临床表现

临床表现无特异性，患者多因发现包块就诊，一般位置表浅，于屏气、咳嗽或大声说话时肿物明显膨大。包块过大压迫周围组织可引起呛咳、吞咽困难、声音嘶哑等症状。

四、典型病例超声图像特征及诊断要点

病史：女，56岁，以"头晕、头痛伴左侧肋斜部不适1个月"为主诉入院。既往有高血压病史，无手术史。

体征：颈软，无抵抗，颈部无血管杂音，未触及震颤。

其他医学影像：无。

实验室检查：血常规、凝血功能正常。

超声诊断：右侧颈内静脉扩张。

超声诊断要点：① 二维超声见局部颈内静脉呈梭形或囊状扩张，扩张内径大于邻近病变部位正常血管内径1.5倍，内可有血栓形成，Valsalva动作（即深吸气后屏气做用力呼气动作）后管径扩张明显（图2-62）；② CDFI可见扩张处静脉管腔内血流信号充填（图2-63），频谱多普勒测得流速通常较低，Valsalva动作后局部血流频谱呈一过性湍流，随后流速明显减慢，与健侧有明显区别（图2-64）。

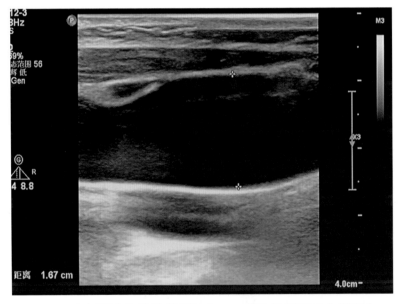

图2-62　右侧颈内静脉纵断面扫查，二维声像图显示右侧颈内静脉明显扩张呈梭形的瘤样回声，近、中、远段内径分别约10.5mm、16.7mm、6.7mm，管壁连续性好、略增厚毛糙，其内部呈无回声，未见明显异常回声。Valsalva试验后可观察到患侧颈静脉明显增宽

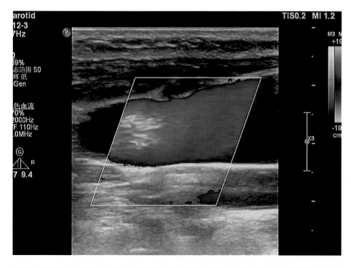

图2-63 CDFI显示右侧颈内静脉
扩张，增宽的管腔内血
流充盈良好，无明显充
盈缺损

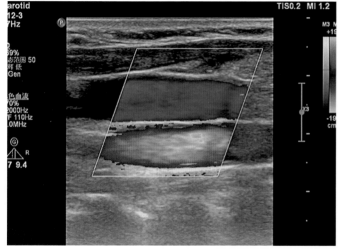

图2-64 健侧颈内静脉纵断面扫
查：CDFI显示左侧颈内
静脉近、中、远段内径
分别约7.5mm、8.9mm、
6.0mm，其内血流通
畅，未见明显异常回声

五、超声图像鉴别诊断

（1）上腔静脉综合征 上腔静脉受压时可出现颈静脉淤血扩张，但探查时可发现上
腔静脉受压、阻塞、狭窄以及上纵隔肿物，同时伴有颜面和上肢肿胀。

（2）右心衰竭引起的颈静脉扩张 右心衰竭时常伴有颈静脉怒张，但其扩张程度远
小于颈内静脉扩张，同时伴有心力衰竭的表现，应注意与其区分。

（3）真性静脉瘤与假性静脉瘤的鉴别 假性静脉瘤较为罕见，表现为瘤壁无静脉壁
结构，真性静脉瘤偶尔可呈囊状，此时需鉴别两者，通过观察瘤壁有无静脉壁结构可行
鉴别，仅通过超声表现区分两者具有一定难度。

六、临床价值

颈内静脉在颈部距皮肤较表浅，高频超声可以准确反映静脉管腔的形态、大小及内部回声变化，CDFI可清晰地显示瘤体内血流信号、交通口部位以及瘤体与周围组织关系等情况，具有实时、准确、可重复检查等优点，有助于临床诊断及术后随访。

颈内静脉血栓

一、病因学

颈内静脉血栓形成的病因主要有长期静脉受压、静脉插管、炎症、术后、心脏疾病及肿瘤等。颈内静脉血栓形成机制同其他部位血栓形成机制，涉及以下三个方面：① 静脉血管内皮的损伤；② 血流动力学的改变；③ 血液成分改变所致高凝状态。长期卧床、感染等因素为常见的发病诱因。

二、病理解剖和病理生理

颈内静脉是脑静脉回流的主要通道，颈内静脉血栓形成导致管腔闭塞时，椎静脉丛、颈深静脉等脑静脉回流的重要潜在通道开放。颈内静脉瓣膜发育不完善，颈内静脉内栓子可脱落引起颅内病变的发生，并发的颅内病变主要包括海绵窦、横窦、乙状窦血栓及脑血管意外、硬膜下或硬膜外脓肿、脑膜炎、脑神经麻痹等。单纯颈内静脉闭塞一般不会导致颅内压增高或神经功能缺失等。

三、临床表现

颈部包块是本病最常见且最具有特征性的临床表现，包块表面不规则、质地稍硬并可有触痛。血栓致静脉回流受阻可造成面颈部皮肤颜色改变、浅静脉扩张、颈部压迫感、颈部活动受限、颜面水肿等表现。

四、典型病例超声图像特征及诊断要点

病史：男，39岁，以"右颈、胸部肿胀1个月"为主诉入院，既往无高血压、糖尿病、血栓栓塞病史。

体征：颈部对称，皮肤无红肿，无抵抗感、无压痛，无活动受限，颈静脉无怒张，肝颈静脉回流征阴性。

其他医学影像：颈部CT示右侧颈静脉条状充盈缺损，考虑血栓形成可能性大。

实验室检查：D-二聚体、凝血酶原时间升高。

手术和病理：无。

超声诊断：右侧颈内静脉血栓形成；左侧颈内静脉血栓形成前期状态。

超声诊断要点：① 二维超声见颈内静脉内实质性强弱不等回声，病变处管腔不能完全被探头压闭（图2-65、图2-66）；② CDFI见病变处血流束变细、迂曲甚至消失，阻塞远端血流缓慢，颜色暗淡（图2-67、图2-68）；③ 频谱多普勒显示病变静脉远段少量低速血流信号（图2-69）。血栓形成前期状态时，静脉内血流速度缓慢，二维声像图下血流自发显影，呈浓密的云雾状回声（图2-70）。

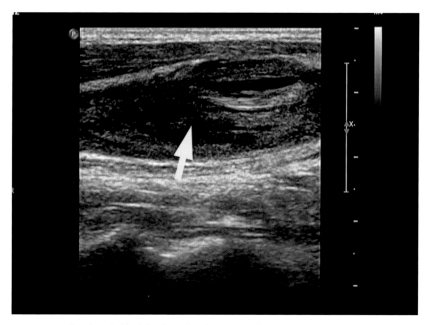

图2-65 右侧颈内静脉纵断面扫查，二维声像图显示右侧颈内静脉近、中、远段内径分别约6.9mm、13.2mm、4.5mm，管腔内充满中低回声影，中段呈分层状不均回声（箭头所示）。探头加压后静脉管腔不被压瘪，Valsalva试验静脉内径不增宽

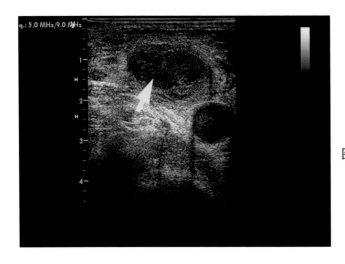

图2-66 颈内静脉横断面扫查,二
维声像图显示管腔内可见
低回声充填(箭头所示),
探头加压后静脉管腔不被
压瘪

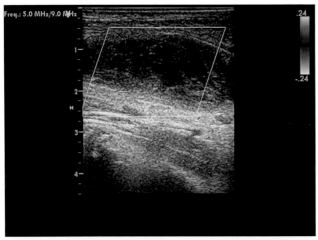

图2-67 CDFI显示右侧颈内静脉
近、中段管腔内充满中低
回声影,未探及血流信号

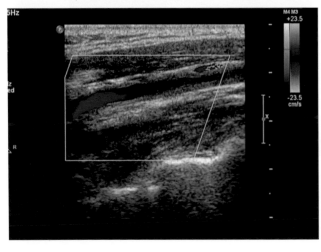

图2-68 CDFI于右侧颈内静脉远段
检出少量血流信号

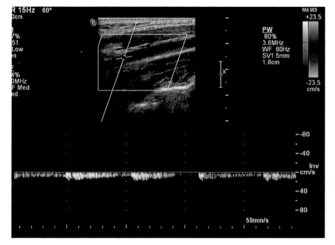

图2-69 频谱多普勒于右侧颈内静脉远段检出少量低速血流信号

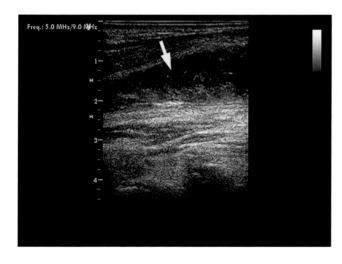

图2-70 左侧颈内静脉纵切面扫查，二维声像图示左侧颈内静脉近、中、远段内径分别约5.9mm、6.0mm、4.1mm，其内血流速度缓慢，自发显影，呈浓密的云雾状回声（箭头所示），提示血栓形成前期状态

五、超声图像鉴别诊断

（1）头臂静脉血栓形成 头臂静脉血栓形成可导致同侧颈内静脉和锁骨下静脉回流受阻，部分病例血栓可累及同侧颈内静脉。鉴别点在于颈内静脉血栓形成仅在颈内静脉内可见血栓回声，同侧锁骨下静脉与头臂静脉仍相通。

（2）颈内动脉斑块、颈内动脉硬化性闭塞 斑块所致的颈内动脉闭塞常发生于有冠心病、糖尿病、高血压病史的患者，并且常表现为不均质回声斑块堵塞管腔，闭塞段无血流通过，但颈内静脉血栓常表现为管腔内低回声填充，管腔内无血流信号，探头加压后管腔不消失，另外还可出现皮温升高、水肿等临床表现。

六、临床价值

颈部血管超声对颈内静脉血栓的特异性可达97%，而且安全无创、可重复性强，可作为首选的检查方法。然而超声存在锁骨下、下颌骨下两个成像盲点，而且对于新鲜血栓的敏感性较低，必要时结合CT检查有助于降低漏诊率。

（穆玉明）

第三章　四肢血管疾病

第一节　四肢动脉粥样硬化

一、病因学

本病的病因尚不完全明确。一般认为动脉粥样硬化的发病因素包括吸烟、糖尿病、高血压、高血脂、肥胖以及具有动脉粥样硬化家族史。

二、病理解剖和病理生理

动脉粥样硬化引起的慢性四肢动脉闭塞性疾病，临床上称其为动脉硬化闭塞症。动脉硬化闭塞症多见于腹主动脉下端、髂动脉和股动脉。股动脉病变以股总动脉及股浅动脉为常见，股深动脉则较少累及。糖尿病患者的动脉闭塞性病变可先发生在小动脉，如胫前动脉和胫后动脉。上肢动脉病变较为少见，病变如果发生，一般累及锁骨下动脉近端。

动脉的病理变化包括内膜增厚、粥样硬化斑块、钙化等。动脉病变的发展常呈进行性。动脉病变逐渐加重可使动脉管腔逐渐狭窄直至完全闭塞。动脉狭窄或闭塞可造成该动脉所供血的组织发生缺血。

三、临床表现

间歇性跛行，肢体发凉、麻木、静息痛、溃疡、坏疽等。锁骨下动脉近端或头臂动脉严重狭窄或闭塞时，可出现锁骨下动脉窃血综合征，即椎动脉内血液反流向锁骨下动脉，从而出现头晕、晕厥等椎动脉缺血症状。

四、典型病例超声图像特征及诊断要点

病史：男，69岁，以"右下肢间歇性跛行半年"为主诉就诊。高血压30年，吸烟50年。

体征：右侧足背动脉搏动减弱。

超声诊断：双下肢动脉粥样硬化，右髂总动脉中度狭窄、股浅动脉多发轻中度狭窄，右腘动脉重度狭窄。

超声诊断要点：① 灰阶超声显示动脉内膜和中层增厚，管壁钙化、斑块形成，并可伴有附壁血栓；② CDFI显示动脉狭窄部位彩色混叠、狭窄及后段动脉内湍流，闭塞的动脉段内无彩色血流信号；③ 脉冲多普勒显示狭窄处收缩期峰值流速增快、与其相邻近侧正常动脉内峰值流速的比值增大，闭塞的动脉段内无脉冲多普勒血流信号，狭窄或闭塞动脉的近侧多普勒频谱呈高阻型、流速下降，狭窄或闭塞动脉的远侧呈小慢波（图3-1～图3-9）。

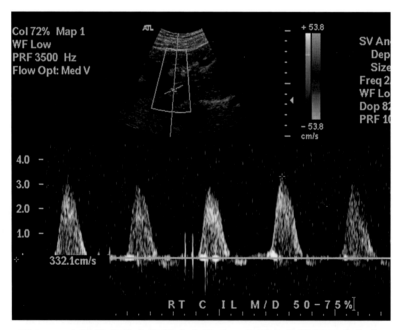

图3-1　右髂总动脉中远段中度狭窄，频谱多普勒显示病变动脉段血流速度明显增快，达332cm/s，多普勒频谱明显增宽，狭窄率为50%～75%（Cossman标准）

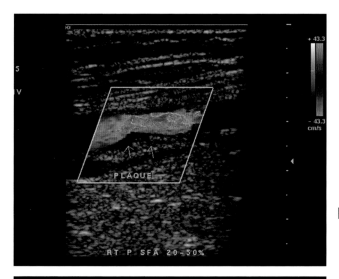

图3-2 CDFI于股浅动脉近段可见等回声斑块、彩色多普勒混叠现象

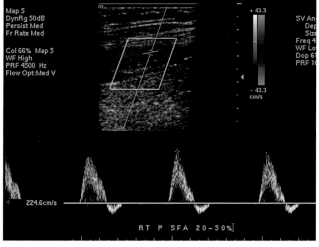

图3-3 频谱多普勒示图3-2中斑块处血流速度加快，为224cm/s

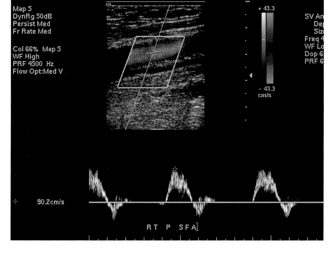

图3-4 频谱多普勒示图3-2斑块近心端动脉内血流速度为90cm/s，224/90=2.5，提示狭窄，狭窄率50%～75%

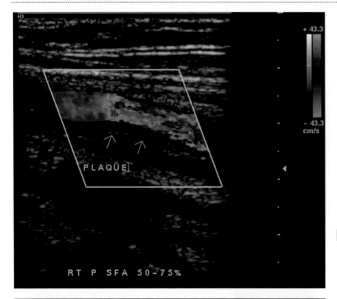

图3-5 频谱多普勒于股浅动脉近段见另一等回声斑块、彩色多普勒混叠现象

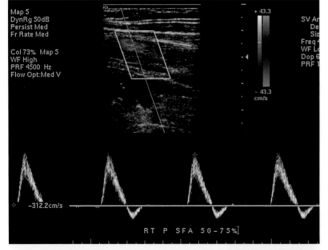

图3-6 频谱多普勒示图3-5中斑块处血流速度加快，为312cm/s，提示狭窄，狭窄率为50% ~ 75%

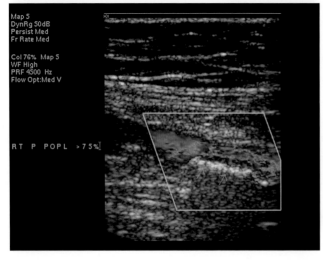

图3-7 CDFI示腘动脉可见强回声斑块、彩色多普勒混叠

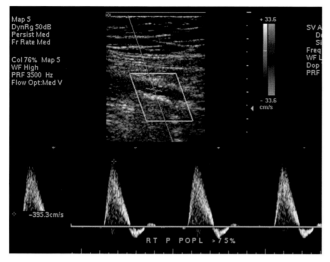

图3-8　频谱多普勒示图3-7斑块处血流加快，收缩期峰值流速395cm/s

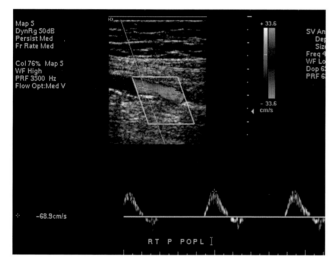

图3-9　频谱多普勒示图3-7斑块近心端动脉收缩期峰值流速69cm/s，395/69=5.8，提示狭窄，狭窄率＞75%

五、超声图像鉴别诊断

（1）血栓闭塞性脉管炎　此病多见于青壮年男性，动脉病变主要累及肢体中小动脉。病变多呈节段性，病变之间动脉段相对正常。

（2）急性下肢动脉栓塞　该病起病急骤，患肢突然出现疼痛、苍白、厥冷、麻木、运动障碍及动脉搏动消失。动脉栓塞多见于心脏病患者，特别是房颤患者。

（3）多发性大动脉炎　多见于年轻女性，动脉病变主要累及主动脉及其分支的起始部。疾病活动期有发热和血沉升高等现象。

六、临床价值

肢体动脉较为浅表，超声检查效果良好，超声现已成为肢体动脉病变检查的首选影像学方法。应用超声评估动脉病变部位、范围和程度，对指导肢体疾病诊断、外科手术治疗及术后随访有较高价值。

（温朝阳　高美莹）

第二节　真性动脉瘤

一、病因学

真性动脉瘤的发生常与动脉粥样硬化有关，但其确切发病机制尚不十分清楚。

二、病理解剖和病理生理

真性动脉瘤的瘤壁由动脉壁全层（内膜、中膜和外膜）组成，动脉瘤腔内可有血栓形成。腘动脉瘤是四肢动脉最常见的真性动脉瘤。与腹主动脉瘤不同，肢体动脉瘤最常见的并发症不是破裂，而是血栓脱落所致的急性动脉栓塞。

三、临床表现

动脉瘤对周围神经和静脉的压迫可引发相应的症状。瘤腔内血栓脱落时，造成远心端动脉急性栓塞，引起相应的急性缺血症状。

四、典型病例超声图像特征及诊断要点

病史：男，57岁，以"发现右侧腘窝包块1周"为主诉就诊。高血压十余年。
体征：右侧腘窝扪及搏动性包块。
超声诊断：右侧腘动脉真性动脉瘤。

　　超声诊断要点：① 动脉局限性梭状或囊状扩张，内径为相邻正常动脉的1.5倍或以上（图3-10～图3-12）；② 彩色或脉冲多普勒显示动脉瘤内血流紊乱；③ 可有附壁血栓（图3-13）。

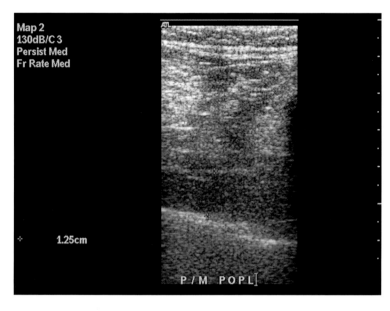

图 3-10　腘动脉近段纵断面扫查，二维声像图示腘动脉近段内径为 1.3cm

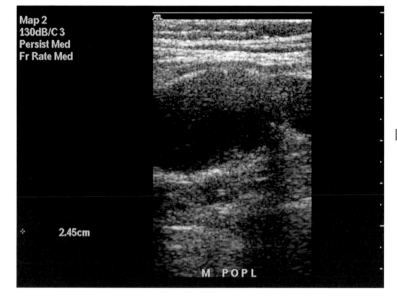

图 3-11　腘动脉中段纵断面扫查，二维声像图显示腘动脉中段内径增宽，为2.5cm，2.5/1.3=1.9，大于1.5，诊断为腘动脉真性动脉瘤

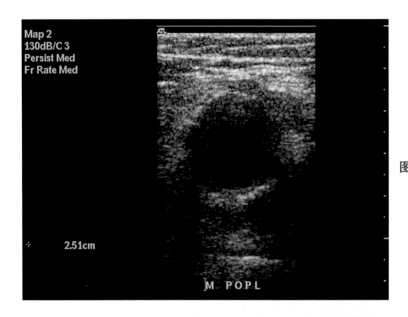

图3-12 腘动脉中段横断面扫查，二维声像图显示内径增宽，为2.5cm，2.5/1.3=1.9，大于1.5，诊断为腘动脉真性动脉瘤

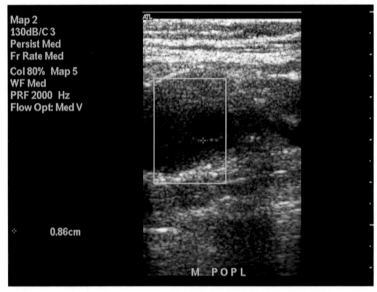

图3-13 腘动脉中段内径增宽，内可见附壁血栓，残存管腔内径为0.9cm

五、超声图像鉴别诊断

（1）假性动脉瘤　可有创伤史，超声显示动脉旁的无回声包块，动脉与包块之间存在分流口，瘤体内血流紊乱，于分流口处可探及双期双向血流，收缩期由动脉射入囊性包块内的高速血流和舒张期由包块流向动脉的低速血流。

（2）动脉夹层　临床表现为剧烈的撕裂样疼痛，超声显示在动脉管腔内有一膜样回声，在动脉腔内摆动，将管腔分为两部分。

六、临床价值

根据超声表现，诊断肢体的真性动脉瘤并不困难。超声检查时需注意有无附壁血栓形成，血栓脱离可导致急性动脉栓塞，彩色或脉冲多普勒对急性动脉栓塞具有重要诊断价值。

（温朝阳　高美莹）

第三节　假性动脉瘤

一、病因学

局部动脉壁全层破损，引起局限性出血、动脉旁血肿形成，形成假性动脉瘤。常见诱因是局部创伤，如动脉刺伤或插管、挫伤、贯通伤、动脉断裂等。其他病因有动脉炎性病变、动脉吻合术后因局部血肿、感染或缝合不当引起的吻合口部分或全部离断等。

二、病理解剖和病理生理

当动脉损伤后，血液进入筋膜间隙和肌肉，形成搏动性血肿。如果动脉破口自行愈合，血肿则自行吸收。否则，在动脉管腔与血肿之间存在着血流交通，血肿的中心部仍处于液性状态，周围则形成凝血块。一段时间后，凝血块和血肿的周围机化，形成纤维组织的外层，其内衬以一层上皮细胞，形成假性动脉瘤。这种动脉瘤的形态常不规则，绝大部分是偏心性的，即动脉瘤体位于损伤动脉的一侧。由于局部压力的影响，假性动脉瘤可能破裂或伴有症状。

三、临床表现

搏动性包块、疼痛、局部压迫症状，也可伴发感染、出血等症状。

四、典型病例超声图像特征及诊断要点

病史：女，56岁，经右侧股动脉穿刺行冠状动脉造影术后1天，右侧腹股沟区肿胀、淤青。

体征：右侧腹股沟区触及搏动性包块，听诊可闻杂音。

超声诊断：右侧股动脉假性动脉瘤。

超声诊断要点：① 灰阶超声显示动脉旁见一无回声包块（图3-14）；② CDFI显示动脉与包块之间存在分流口，瘤体内血流紊乱（图3-15、图3-16）；③ 于分流口处可探及双期双向血流，收缩期由动脉射入囊性包块内的高速血流和舒张期由包块流向动脉的低速血流（图3-17）。

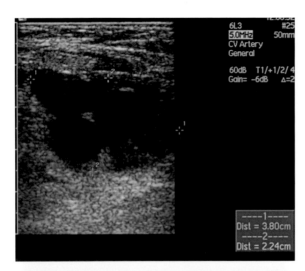

图3-14　二维声像图示右腹股沟区不均质回声包块，内部可见无回声区及等回声区，大小为3.8cm×2.24cm

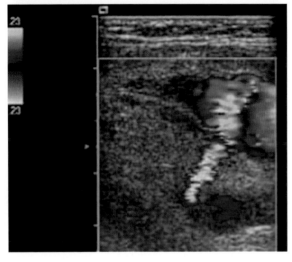

图3-15　CDFI显示血流流向包块

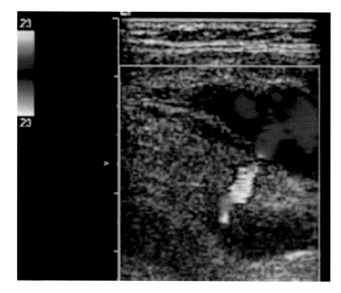

图 3-16　CDFI 显示血流自动脉流出
　　　　　包块

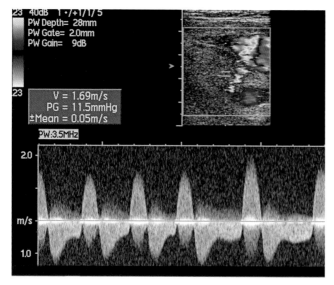

图 3-17　频谱多普勒显示分流口内
　　　　　双期双向血流频谱：收缩
　　　　　期由股动脉流向包块，高
　　　　　速血流和舒张期由包块流向
　　　　　股动脉的相对低速的血流

五、超声图像鉴别诊断

（1）真性动脉瘤　动脉局限性梭状或囊状扩张，瘤壁由动脉壁全层（内膜、中膜和外膜）组成，彩色或脉冲多普勒显示动脉瘤内血流紊乱。

（2）动脉夹层　临床表现为剧烈的撕裂样疼痛，超声显示在动脉管腔内有一膜样回声，在动脉腔内摆动，将管腔分为两部分。

六、临床价值

超声可对动脉瘤的部位、大小、瘤内有无血栓等提供证据，具有确诊价值。还可用于假性动脉瘤的随访，观察瘤体大小变化、瘤体内血栓形成情况，并可观察假性动脉瘤的凝血酶注射治疗效果。

（温朝阳　高美莹）

第四节　四肢动脉夹层

一、病因学

动脉夹层主要易患因素是年龄及其相关的动脉壁中膜疏松，患者一般均患有严重的高血压。介入性操作也可造成动脉夹层。

二、病理解剖和病理生理

动脉夹层的形成一般有两个过程：动脉壁中膜疏松、内膜破裂，动脉血流通过破裂处进入中膜。动脉内膜或中层撕裂后被血流冲击，使中层逐渐分离，形成两个腔。动脉原有的管腔为真腔，另一个是动脉壁分离后形成的假腔。真腔和假腔起始处的破口叫原发破裂口，部分患者伴有继发破裂口。

四肢的动脉夹层主要为主动脉夹层发展所累及。当超声检查诊断有四肢动脉夹层，应该进一步检查主动脉；相反，当诊断主动脉夹层后，应该进一步检查四肢动脉是否也被累及。

三、临床表现

剧烈、撕裂样疼痛，相关动脉急性缺血等症状。

四、典型病例超声图像特征及诊断要点

病史：女，69岁，以"右侧股动脉穿刺术后右大腿上段疼痛"为主诉就诊。

超声诊断：右侧股浅动脉夹层。

超声诊断要点：① 灰阶超声显示在动脉管腔内有一膜样回声，在动脉腔内摆动，将管腔分为两部分，形成真、假两个管腔，假腔多大于真腔；② CDFI 显示血流从真腔经破裂口流入假腔内，流经破口处的血流速度可以很高；假腔内可探及不规则血流；③ CDFI 还有助于发现有无继发破裂口（图3-18、图3-19）。

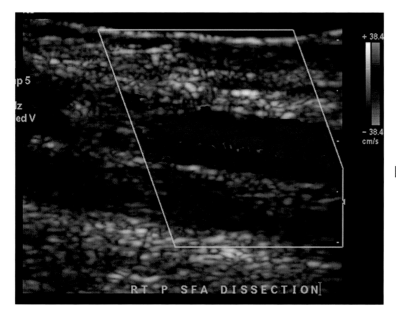

图3-18　CDFI显示股浅动脉内可见强回声隔膜，并分为两个腔，真腔内为正向血流（红色），假腔内为反向血流（蓝色）

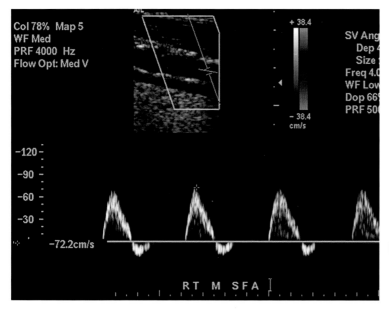

图3-19　股浅动脉夹层真腔内脉冲多普勒频谱图

五、超声图像鉴别诊断

（1）真性动脉瘤　动脉局限性梭状或囊状扩张，瘤壁由动脉壁全层（内膜、中膜和外膜）组成，彩色或脉冲多普勒显示动脉瘤内血流紊乱。

（2）假性动脉瘤　可有创伤史，超声显示动脉旁的无回声包块，动脉与包块之间存在分流口，瘤体内血流紊乱，于分流口处可探及双期双向血流，收缩期由动脉射入囊性包块内的高速血流和舒张期由包块流向动脉的低速血流。

六、临床价值

彩色多普勒血流显像在诊断动脉夹层方面具有很高的特异性，但应注意全面检查，尽量明确病变程度和累及范围。

（温朝阳　高美莹）

第五节　急性动脉栓塞

一、病因学

肢体动脉急性栓塞的栓子按照其来源分为心源性、血管源性、医源性。

二、病理解剖和病理生理

栓子自心脏或近心端动脉壁脱落，或自外界进入动脉，随动脉血流冲入并停留在管径与栓子大小相当的动脉内，引起受累动脉供应区组织的急性缺血而出现相应的临床症状。栓子停留以远的动脉一般都有血栓形成，造成动脉闭塞。

三、临床表现

肢体动脉急性栓塞常具有特征性的"5P"征，即疼痛（pain）、麻木（parasthesia）、苍白（pallor）、无脉（pulseless）和运动障碍（paralysis）。

四、典型病例超声图像特征及诊断要点

病史：女，78岁，以"右上肢麻木、发凉1天"为主诉就诊。有房颤病史。

体征：右侧桡动脉搏动明显减弱，右前臂及右手皮温低。

超声诊断：右侧肱动脉远段急性栓塞。

超声诊断要点：① 动脉管腔内见不均质实性偏低回声（图3-20）；② 完全栓塞时，于动脉栓塞段不能探及血流信号（图3-21、图3-22）。不完全栓塞时，栓塞区血栓与管壁间可见不规则血流信号；③ 栓塞远心端动脉内可探及低速低阻或单相连续性带状频谱。

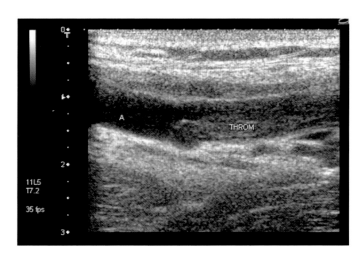

图3-20　右侧肱动脉远段纵断面扫查，二维声像图显示管腔内实性低回声

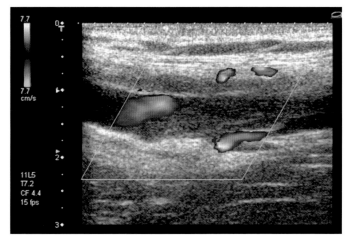

图3-21　右侧肱动脉远段纵断面扫查，CDFI显示管腔内实性低回声，无明显血流信号

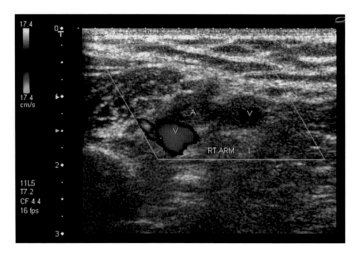

图3-22　右侧肱动脉远段横断面扫查，CDFI示肱静脉内可见血流信号；肱动脉内可见低回声，无血流信号

五、超声图像鉴别诊断

需与静脉血栓鉴别：灰阶超声可显示深静脉内血栓，同时动脉血流通畅，易与急性动脉栓塞鉴别。

六、临床价值

彩色多普勒血流显像检查简便、快捷、无创，可直观显示栓塞动脉的形态和血流动力学改变，从而迅速确定栓塞的部位和范围，对临床诊治具有重要的指导作用，也可作为取栓术后了解血流重建情况的监测手段。

（温朝阳　高美莹）

第六节　动静脉瘘

一、病因学

动静脉瘘有先天性和后天性两种。

先天性动静脉瘘是由于胚胎原基在演变过程中，动静脉之间形成的异常交通所致。

后天性动静脉瘘的主要病因为外伤，其次是医源性血管损伤；动脉瘤和动脉粥样硬化也可腐蚀动静脉壁而形成动静脉瘘。此外，感染和恶性肿瘤也可引起本病。

二、病理解剖和病理生理

动脉与静脉之间通过瘘产生通路，这个通路允许高压的动脉血流进入低压的静脉系统，从而引起相关血管的形态和血流动力学方面的改变。

（1）供血动脉　最突出的改变是瘘近心端动脉血流阻力降低，流速常增快，内径可增宽或呈瘤样扩张。

（2）引流静脉　动脉血流通过瘘口直接分流到静脉内，导致引流静脉管腔内探及动脉样血流频谱（静脉血流动脉化），这是动静脉瘘的特征性表现之一。高速血流的冲击可造成引流静脉扩张、有搏动性、血流紊乱和静脉功能损害。

（3）瘘口　瘘口处血流为高速低阻型单向的动脉样频谱，频带明显增宽。

三、临床表现

先天性动静脉瘘可表现为患肢增长、增粗，皮温升高，静脉曲张，血管瘤等症状。病变广泛、瘘口较大及病程较长者，可出现心悸，甚至心力衰竭。

后天性动静脉瘘的临床表现因瘘口大小、部位和形成时间而异。急性动静脉瘘的临床表现为：绝大多数有震颤和杂音，部分病例伴有远端肢体缺血症状，损伤局部可有血肿。慢性动静脉瘘的表现有：静脉功能不全，局部组织营养障碍，患侧皮温升高，杂音和震颤，严重者可有心力衰竭的表现。

四、典型病例超声图像特征及诊断要点

病史：男，72岁，以"股动脉穿刺术后，右腹股沟穿刺点处疼痛半天"为主诉就诊。

体征：右腹股沟穿刺点处肿胀。

超声诊断：右侧股浅动脉与大隐静脉瘘。

超声诊断要点：① 瘘口处血流为高速低阻型动脉样频谱，频带明显增宽；② 瘘近心端动脉血流阻力降低，流速增快；③ 引流静脉管腔内探及动脉样血流频谱（图3-23 ～图3-27）。

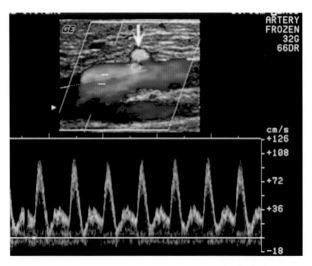

图3-23 频谱多普勒显示瘘口（箭头）近心端动脉血流频谱为低阻型

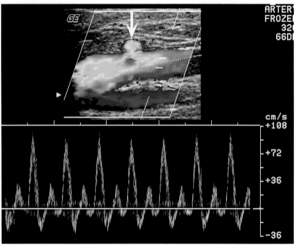

图3-24 频谱多普勒显示瘘口（箭头）远心端动脉血流频谱为高阻型，类似正常下肢动脉频谱

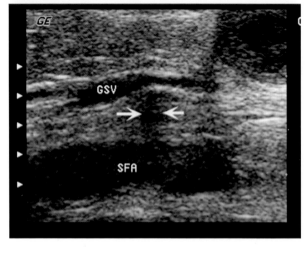

图3-25 二维声像图显示股浅动脉（SFA）与大隐静脉（GSV）之间可见一管状无回声（箭头），可疑为动静脉瘘

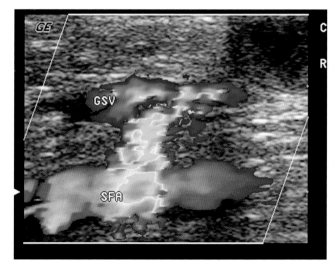

图3-26　CDFI证实二维声像图显示的管状无回声内有高速血流通过，血流方向为从股浅动脉（SFA）流向大隐静脉（GSV）

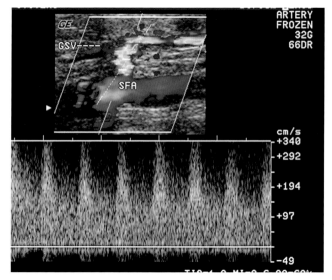

图3-27　脉冲多普勒频谱进一步证实动静脉之间交通的血流为高速低阻型动脉样血流频谱

五、超声图像鉴别诊断

（1）动脉瘤　受累动脉局限性明显扩张或通过瘤颈部与邻近的搏动性肿物血流交通，一般不累及静脉，动静脉之间无异常通道。

（2）动脉狭窄　灰阶超声可显示引起动脉狭窄的原因，如斑块形成。脉冲多普勒显示狭窄处收缩期峰值流速增快，狭窄动脉的近心侧多普勒频谱呈高阻型，狭窄的远心侧呈小慢波。

六、临床价值

对于四肢后天性动静脉瘘，大多数患者彩色多普勒血流显像即可做出肯定性结论，对瘘口进行准确定位。避免术前血管造影检查，指导手术时寻找瘘口。

彩色多普勒血流显像还能够评价瘘分流量的大小，瘘远端动脉血供情况，引流静脉有无功能障碍，超声心动图可评价心脏结构和功能改变，为临床治疗方案的选择提供重要依据。

（温朝阳　高美莹）

第七节　四肢静脉血栓

一、病因学

静脉血流迟缓、内膜损伤和高凝状态是公认的与静脉血栓形成有关的三个基本因素。

二、病理解剖和病理生理

血栓一旦形成，可以不断变大，部分或完全填充静脉腔，并沿静脉腔延伸。在血栓急性期，常伴有静脉壁的炎症反应（血栓性静脉炎）。血栓形成后，血液中释放一种被称为纤溶酶原的酶，对血栓进行化学溶解。在一些病例中，纤溶酶原可以在数天到数周内完全溶解血栓，不留痕迹也无不良后遗症，但是，在多数病例中为不完全溶解。

三、临床表现

四肢浅静脉血栓形成具有明显体征，能够在静脉走行区皮下触及条索状肿块，有触痛，可伴有局部红斑。

四肢深静脉血栓可表现为患肢肿胀、疼痛、皮温升高、浅静脉曲张等，严重者可导致"股青肿"。

2周以内的血栓为急性血栓，有脱落发生肺栓塞的可能。2周到6个月之间的血栓为亚急性血栓，脱落可能性非常小。6个月以上进入慢性血栓期，无脱落风险。

四、典型病例超声图像特征及诊断要点

病史：男，65岁，以"左下肢肿胀2天"为主诉就诊。有肺癌病史。

体征：左下肢较右下肢增粗。

实验室检查：D-二聚体升高（2651ng/mL）。

超声诊断：左侧腘静脉血栓形成。

超声诊断要点：① 管腔不能被压瘪；② 管腔内实性回声；③ 管腔内血流信号充盈缺损；④ 血栓远心端血流频谱失去期相性改变、乏氏反应消失或减弱；⑤ 挤压远端肢体时血流增强消失或减弱（图3-28、图3-29）。

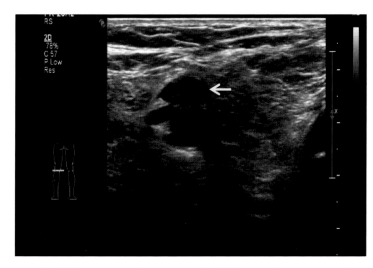

图3-28 左侧腘静脉横断面扫查，二维声像图显示左侧腘静脉内实性回声填充（箭头），加压后腘静脉管腔不能被压瘪

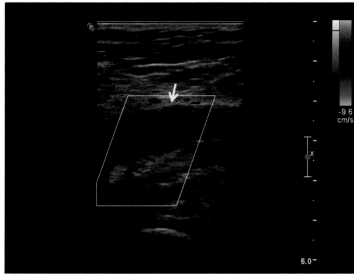

图3-29 左侧腘静脉纵断面扫查，CDFI显示左侧腘静脉内无明显血流信号（箭头）

五、超声图像鉴别诊断

（1）静脉血流缓慢　当静脉管腔内血液流动缓慢时，血液可表现为云雾状回声，采用压迫试验可很好地鉴别。

（2）血肿　可有创伤、剧烈运动或使用抗凝药物的病史，血凝块不位于静脉内。

（3）腘窝囊肿　位于腘窝处腓肠肌内侧头与半膜肌肌腱之间，单纯腘窝囊肿声像图的典型表现为内部无回声、边界清楚、后方回声增强，腘窝囊肿破裂表现为形态不规则的长条状或泪滴状，通常位于腓肠肌浅表的皮下组织。

六、临床价值

超声对四肢静脉血栓具有很高的诊断准确性，已成为四肢静脉血栓的首选影像学检查方法。超声不仅能够准确判断血栓部位，而且能够监测血栓发展情况，在诊断、随访中均发挥重大作用。

（温朝阳　高美莹）

第八节　下肢静脉瓣膜功能不全

一、病因学

静脉瓣膜功能不全可由血栓再通、静脉病理性扩张、先天性静脉瓣膜结构不良、长时间站立或负重等引起。

二、病理解剖和病理生理

静脉瓣膜功能不全引起静脉反流。由于浅静脉管壁肌层薄且周围缺少结缔组织，血液反流可以引起静脉增长增粗，出现静脉曲张。反流造成下肢静脉压增高，在足靴区出现大量毛细血管并通透性增加，产生色素沉着和脂质硬化。由于大量纤维蛋白原的堆积，阻碍了毛细血管与周围组织的交换，可导致皮肤和皮下组织的营养性改变。

三、临床表现

下肢水肿、疼痛、浅静脉曲张和足靴区皮肤改变等。

四、典型病例超声图像特征及诊断要点

病史：女，67岁，以"双下肢静脉曲张20余年，伴胀痛，加重1年余"为主诉就诊。

体征：双侧小腿可见浅表静脉迂曲、扩张，伴大片色素沉着。

超声诊断：双侧大隐静脉扩张并反流，双侧小腿穿静脉扩张并反流。

超声诊断要点：① 站立位、坐位或头高脚低位检查时，挤压检查处远侧肢体放松后，病变段静脉见反向血流信号，多普勒频谱可显示反流时间及反流速度（图3-30、图3-31）；② 反流时间、反流流速及反流量是判断反流程度的重要指标。

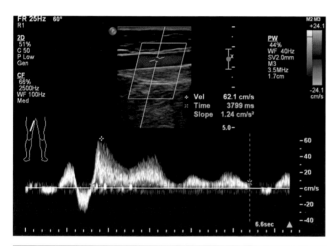

图3-30　右侧大隐静脉纵断面扫查，频谱多普勒显示站立位挤压远侧肢体放松后，大隐静脉反流，反流持续时间3.8s，反流峰值流速62.1cm/s

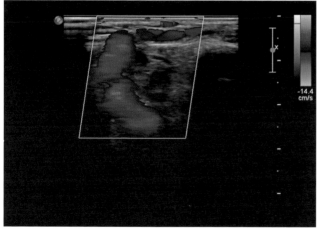

图3-31　小腿穿静脉纵断面扫查，CDFI显示穿静脉扩张，站立位挤压附近肢体后，穿静脉反流

五、超声图像鉴别诊断

（1）先天性动静脉瘘　先天性动静脉瘘局部可触及震颤，闻及连续性血管杂音，皮温升高，远端肢体可有发凉等缺血表现。其超声表现具有特征性，病变部位呈蜂窝样改变，可见散在分布的色彩明亮的五彩镶嵌样血流信号，扩张静脉内探及动脉样血流频谱，供血动脉增宽且其血流频谱为高速低阻型。

（2）Klippel-Trenaunay 综合征　Klippel-Trenaunay 综合征为先天性血管畸形，常继发下肢静脉曲张，需与原发性浅静脉曲张鉴别。Klippel-Trenaunay 综合征静脉曲张较广泛，常累及大腿外侧和后侧，患肢较健侧增粗增长，且皮肤有大片"葡萄酒色"血管痣，但无动静脉瘘。据此三联征，较易鉴别。需要注意的是，Klippel-Trenaunay 综合征患者不能行浅静脉曲张剥脱术。

六、临床价值

彩色多普勒血流显像能够无创地评估整条或某段下肢静脉的血流状态，能够观察有无血液反流，已经成为评价静脉瓣膜功能不全的主要影像学检查方法。

（温朝阳　高美莹）

第九节　血栓闭塞性脉管炎

一、病因学

血栓闭塞性脉管炎（thromboangiitis obliterans）又称 Buerger 病，是好发于周围中小动脉和静脉的非化脓性、炎症性闭塞性病变，常伴有游走性浅静脉炎。该病病因不明，多发于男性青壮年，长期大量吸烟、受潮湿或寒冷刺激及雄性激素的分泌与本病有密切关系。

二、病理解剖和病理生理

病变主要累及周围中小动脉和浅静脉，尤以下肢的足背动脉、胫前动脉和胫后动脉为多见。病变从肢体动脉的远端末梢向近端发展，可累及腘动脉、股动脉，根据病理改变可以分为活动期和稳定期。

（1）活动期　受累的动脉管壁全层炎性改变、纤维细胞增生致管壁增厚，管腔内血栓及局部肉芽肿形成致管腔狭窄甚至闭塞；血管壁的交感神经可发生炎性、退行性和纤维化改变。病变呈节段性，长短不等，与正常部分分界明确。

（2）稳定期　管腔内的炎症消退、血栓机化、血管不同程度再通，管壁纤维性增厚并不同程度的收缩造成血管内径变细。受累动脉及周围的浅静脉、神经常被纤维组织包裹形成硬性条索，神经发生退行性变。

三、临床表现

临床表现与病变引起的肢体缺血和营养障碍有关。一期为局部缺血期，患肢间歇性跛行、皮肤变白变凉、肢体麻木、动脉搏动减弱，可伴有反复发作的游走性血栓性浅静脉炎。二期为营养障碍期，患肢出现典型的静息痛，动脉搏动消失，患肢组织营养障碍，皮肤干燥、指甲增厚变形、小腿肌肉萎缩。三期为组织坏死期，动脉完全阻塞，上述症状明显加重，受累肢体远端出现严重的缺血症状，指端发黑、溃疡和干性坏死。

四、典型病例超声图像特征及诊断要点

病史：男性，43岁。以"双侧小腿、足疼痛、麻木、发凉4年，加重1年"为主诉入院，既往无高血压、糖尿病病史，吸烟20余年。

体征：双下肢膝关节以下凹陷性水肿，踝关节以下明显，皮肤张力大，双侧皮温较低。

其他医学影像：下肢CTA示双侧足背动脉、左侧胫后动脉显影纤细，考虑血栓形成。

实验室检查：血糖、血脂正常，血常规、凝血功能未见异常。

超声诊断：双侧足背动脉、左侧胫后动脉符合血栓闭塞性脉管炎改变。

超声诊断要点：① 检测确定血栓病变的位置、形态、大小、回声特性；采用灰阶超声测量病变血管残余管径及原始管径。② 测量狭窄、闭塞段及狭窄或闭塞近段及远段的峰值、舒张末期血流速度，并与对侧对比观察。③ 观察有无侧支循环形成。④ 鉴别硬化斑块造成的血管闭塞或狭窄。

疾病一般超声表现如下。

（1）二维超声表现　病变主要累及中小动脉，管壁不均匀性增厚，管腔内可见不规则的、回声不等的血栓充填，管腔可变窄甚至完全闭塞，病变呈节段性分布，病变与正常的界线常较分明。

（2）CDFI表现　病变处管腔内彩色血流边缘不规整，血流间断性变细，呈稀疏样显示或消失，亮、暗变化明显呈节段性；完全阻塞时无彩色血流显示，病程长者可见侧支循环建立（图3-32，图3-33，图3-35～图3-37）。

（3）频谱多普勒表现　病变程度不同，频谱表现不同。① 病变早期频谱形态可为正常的二相波群，或仅有收缩期峰值流速减低；② 当病变的动脉腔内发生阻塞时，动脉频谱呈单相、频窗充填、频宽增加，收缩期峰值流速减低（图3-34）；③ 当动脉腔完全阻塞时，无血流频谱，但可探及侧支循环的血流频谱。

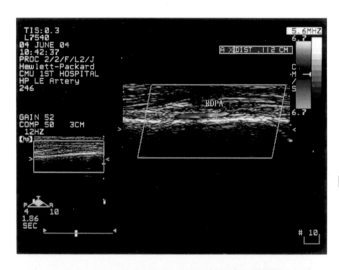

图3-32　右侧足背动脉（RDPA）变细为0.11cm、内膜粗糙，CDFI示彩色血流节段性显示、变细、变暗

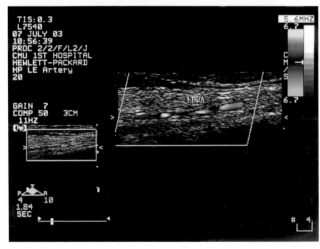

图3-33　CDFI示左侧足背动脉（LDPA）管径和彩色血流明显变细为0.09cm

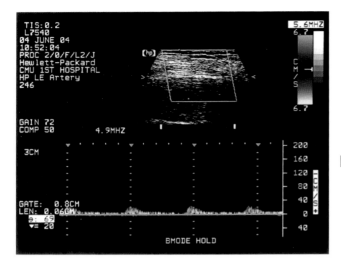

图3-34 频谱多普勒示左侧足背动脉频谱形态异常、成阻塞样，血流速度明显减低，收缩期最大速度低于20cm/s

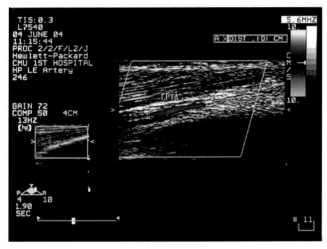

图3-35 左侧胫后动脉（LPTA）远端管腔明显变细为0.1cm，CDFI显示彩色血流变细、变暗

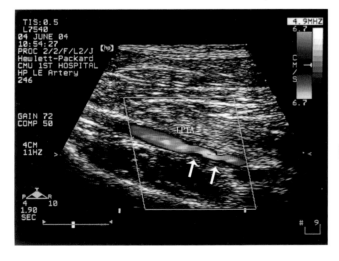

图3-36 左侧胫后动脉（LPTA）近端管腔变细、内膜增厚粗糙，CDFI显示彩色血流变细、边缘不规整，箭头示病变部位

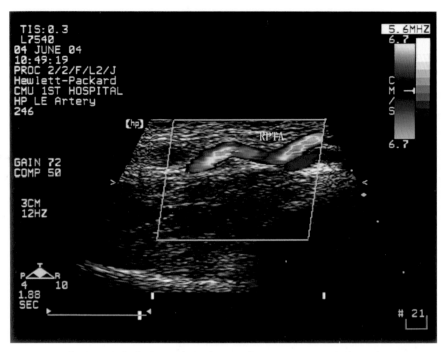

图3-37　右侧胫后动脉（RPTA）内径正常，CDFI显示彩色血流充盈良好

五、超声图像鉴别诊断

（1）动脉粥样硬化闭塞症　动脉粥样硬化闭塞症常伴有高血压、血脂异常、糖尿病、心脑血管病等，病变以大中动脉为主，超声下病损范围广泛，管腔内有粥样硬化性斑块形成；血栓闭塞性脉管炎病损以中小动脉为主，超声下病变常呈节段性，即使病损已广泛蔓延，仍以远端动脉的阻塞性改变为主。

（2）多发性大动脉炎　多发性大动脉炎多见于青年女性，系多动脉受累，局部常可听到收缩期杂音，远端脉搏减弱或消失。血栓闭塞性脉管炎病变呈节段性分布，病变和正常部分界线常较分明。

六、临床价值

超声可以直观显示肢体动脉狭窄或闭塞的部位、程度、肢体血流状态以及侧支循环的情况，通常作为协助诊断本病的首选。

（陆恩祥）

第十节　胸廓出口综合征

一、病因学

　　胸廓出口综合征（thoracic outlet syndrome）是臂丛和锁骨下动（静）脉、腋动（静）脉在经过颈部和胸廓出口进入腋窝的过程中受压而产生的症状。锁骨与第一肋骨形成一个狭窄间隙，臂丛神经和锁骨下动（静）脉经此间隙移行于腋窝及上肢，此过程中血管神经束首先穿过接近第一肋的前斜角肌间隙，然后通过第一肋和锁骨下肌形成的空隙，再穿过由喙突、胸小肌腱和喙突筋膜形成的间隙，腋动脉经此进入汇成正中神经的两条纤维束之间。因此过程中周围组织异常或病损均可造成臂丛神经和锁骨下动静脉受压，如颈肋、第一肋或锁骨异常增生、前斜角肌肥厚、纤维化以及上肢长期过度外展等。

二、病理解剖和病理生理

　　神经受压过久会通过交感神经导致血管舒缩障碍，加重指尖血管阻塞；锁骨下动脉外膜增厚，间质水肿及内膜增厚伴管腔内血栓形成，可出现雷诺（Raynaud）现象；静脉在过度外展或内收时受到压迫，可观察到血液逆流停滞和外周静脉压上升，压迫消失后恢复正常。静脉壁反复损伤可发展为类似炎症后纤维化样改变，静脉呈白色，失去半透明状态，且口径明显减小，形成侧支循环。

三、临床表现

　　包括神经和血管受压两组症状。神经受压症状主要是臂丛受压引起的患侧上肢麻木、疼痛、无力及劳累后酸胀感等。血管受压时表现为患肢动脉缺血的症状如患肢发凉、皮温低、苍白无力，桡动脉搏动减弱或消失和静脉淤血、肿胀等回流受阻的症状。上述症状可随体位改变而加重或减轻。

四、典型病例超声图像特征及诊断要点

　　超声诊断要点：① 一侧或双侧上肢出现慢性动脉缺血临床表现，伴有臂丛神经受压

或锁骨下静脉回流障碍的症状。② 受压段不完全闭塞时，狭窄处彩色血流可呈五彩镶嵌色，探及高速血流频谱，肢体远端动脉血流速度减慢，大都呈单相低速血流频谱；锁骨下动脉完全闭塞时，闭塞处无血流信号，仅有血管壁搏动信号，若完全闭塞的部位为锁骨下动脉近端，可出现同侧椎动脉血液倒流。③ 上肢过度外展后患侧上肢动脉血流速度减慢，恢复体位后血流加快。④ 无大动脉炎及动脉硬化征象（图3-38～图3-46）。

【病例1】胸廓出口综合征（左锁骨下动脉起始部闭塞）

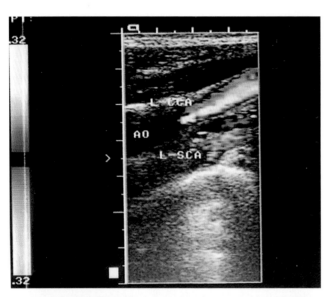

图3-38　正常人胸骨上窝探查，左颈总动脉（L-CCA）与左锁骨下动脉（L-SCA）起始部纵断面彩色血流图像。L-CCA与L-SCA起始部连接于主动脉弓（AO），两条血管平行，CDFI示管腔内回声清晰，彩色血流充盈良好。无锁骨下动脉后移，两条血管之间的距离约为5mm，血管间隙为低回声

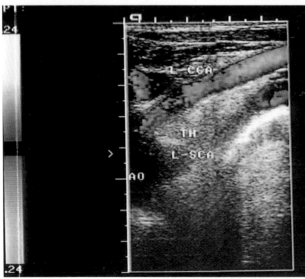

图3-39　胸骨上窝探查，左颈总动脉与左锁骨下动脉（L-SCA）起始部纵断面彩色血流图像。图像上方左颈总动脉（L-CCA）起始部与主动脉弓（AO）相连，呈红色血流并充盈良好，后方的左锁骨下动脉（L-SCA）近端血管腔内充满实质性回声，L-CCA与L-SCA间隙明显增宽达14mm，回声增强。由于胸廓出口的肌肉组织肥厚、纤维化及骨组织增生导致L-SCA受压、向后移位，CDFI示腔内充满实质性回声，其内无彩色血流显示。在椎动脉汇入L-SCA处，椎动脉倒流的血流呈红、蓝各半旋流，间接证明L-SCA完全闭塞

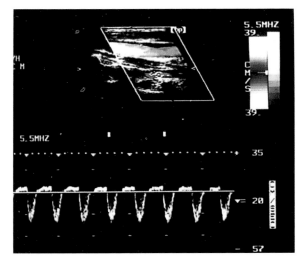

图3-40　胸骨上窝扫查，椎动脉血流彩色图像及血流频谱图：图像上方红色血流图像为左颈总动脉（L-CCA），其后方蓝色血流图像为左椎动脉（L-VA），由于左锁骨下动脉起始部闭塞，使同侧椎动脉血倒流，血流方向与同侧颈总动脉相反。频谱多普勒显示全收缩期反向血流

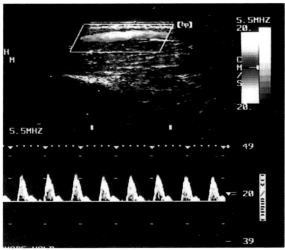

图3-41　患肢肱动脉频谱多普勒显示肱动脉血流频谱呈单相频谱，反向血流消失

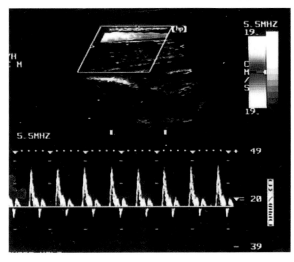

图3-42　健侧肱动脉频谱多普勒显示频谱呈正常的三相频谱

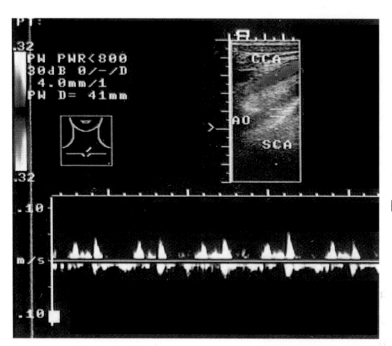

图3-43　左锁骨下动脉频谱多普勒仅显示血管壁搏动的频谱，未测及血流信号，可进一步证实锁骨下动脉闭塞

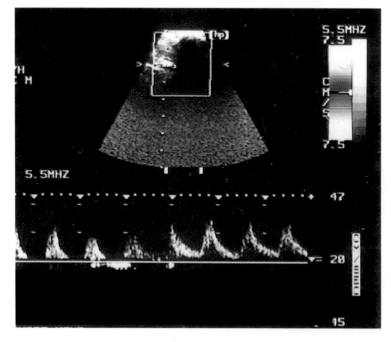

图3-44　肩关节过度外展时，左腋动脉频谱多普勒显示血流速度减慢，恢复体位后血流加快

【病例2】胸廓出口综合征（右锁骨下静脉受压）

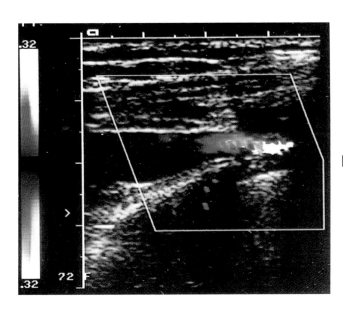

图3-45 锁骨上窝探测，CDFI显示右锁骨下静脉（A-SCA）受压段血管彩色血流束明显变细，为1~2mm，出现彩色血流色彩倒错，远端静脉增宽可达10mm，几乎无彩色血流显示

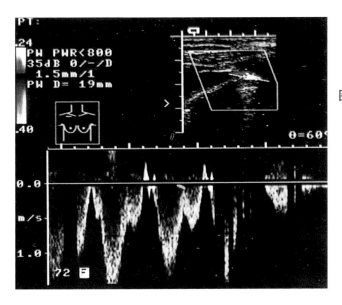

图3-46 锁骨上窝探测，频谱多普勒于右锁骨下静脉狭窄处探及频带增宽、高脉动血流频谱，最高流速达150~180cm/s，频谱形态随心搏呈脉动性血流，取样容积移至远端，血流速度突然减慢，仅为5~10cm/s，呈现平坦无明显搏动性的血流频谱

五、超声图像鉴别诊断

（1）大动脉炎　胸廓出口综合征声像图特点为患者从仰卧解剖位变肩外展外旋后，血管内径及血流速度动态变化。大动脉炎性病变以青壮年女性多见，特点为多条动脉同时受累，管壁通常均匀性增厚，累及范围较长，血管狭窄呈"中心性"，可有狭窄后扩张和动脉瘤形成。

（2）动脉粥样硬化　动脉粥样硬化管腔常为局限性和不规则性狭窄，内膜至中层厚度多为局限性增厚，管腔内可探及强回声斑块，彩色及频谱多普勒超声通常在此处探及湍流信号。

六、临床价值

超声检查通过彩色多普勒血流和频谱图像对比不同体位下的患肢动脉血流颜色和速度的改变情况无创评估是否存在胸廓出口综合征，帮助早期了解肢体血管受压情况。

（陆恩祥）

第十一节　雷诺病

雷诺病是一种遇冷或情绪紧张后，以阵发性肢端小动脉强烈收缩引起肢端缺血改变为特征的疾病，又称肢端血管痉挛症。由于1862年Maurice Raynaud首先描述故得名。本病无其他相关疾病和明确病因（原发）时称雷诺病；与某些疾病相关（继发）称雷诺现象。雷诺病以女性患者多见，男女比例为1∶10，发病年龄多在20～30岁。

一、病因学

雷诺病的病因目前仍不完全明确。寒冷刺激、情绪、激素或精神紧张是主要的激发因素，其他诱因还包括感染、疲劳等。由于病情常在月经期加重，在妊娠期减轻，因此，有人认为本症可能与性腺功能有关。

近年来免疫学研究表明绝大多数雷诺综合征患者存在血清免疫方面的异常，抗体超过同种核组成。患者血清中可能有抗原-抗体免疫复合体存在，可通过化学传递递质或直接作用于交感神经终板，导致血管痉挛性改变。临床上使用阻滞交感神经终板的药物后，雷诺症状可完全缓解。

二、病理解剖和病理生理

雷诺病的病理生理变化可分三期。

（1）痉挛缺血期　指（趾）动脉最先发生痉挛，继之毛细血管和小静脉亦痉挛，皮肤苍白。

（2）淤血缺氧期　动脉痉挛先消退，毛细血管内血液淤滞、缺氧，皮肤出现发绀。

（3）扩张充血期　痉挛全部解除后，出现反应性血管扩张充血，皮肤潮红。然后转为正常肤色。

三、临床表现

主要的临床表现是当寒冷刺激或精神紧张时，手指皮肤出现典型的雷诺现象，即苍白、发绀、潮红、正常的间歇性皮色变化。当手指呈现苍白和发绀时，手指末端可伴有麻木、刺痛、发凉和感觉迟钝。采取保暖措施后，手部皮色就变成潮红色，皮温常上升，此时可有轻度的烧灼样胀痛，继而皮色正常，上述症状随之消失。

四、典型病例超声图像特征及诊断要点

病史：患者女，42岁，以"双手指麻木感4个月"为主诉入院。

症状：患者4个月前受冷刺激后，突然出现双手指皮色发白，继而发紫，从指尖开始，逐渐扩展至整个手指，伴有局部发凉、麻木、针刺感和感觉减退。持续数分钟后逐渐转为潮红、皮肤转暖，偶伴烧灼样胀痛，最后皮肤颜色恢复正常。饮热饮或喝酒、暖和肢体后，可缓解发作，解除寒冷刺激后，皮色由苍白、青紫、潮红阶段到恢复正常的时间大致为15～30min，发作时桡动脉搏动不减弱。

其他医学影像：动脉造影显示末梢动脉痉挛，尤以掌指动脉最为明显。

特殊检查结果：冷激发试验指端循环恢复到正常所需时间明显延长（>5min）。

超声诊断：雷诺综合征。

超声诊断要点如下。

（1）血管走行　观察掌指动脉血管走行、管腔内是否通畅及血流灌注情况。掌浅弓

动脉以手掌段开始观察并测量，掌指侧固有动脉以中指掌心桡侧掌指侧固有动脉中节指骨段开始观察并测量。

（2）血流显示类型　①Ⅰ型：掌指侧固有动脉血流充盈良好，即血流信号连续。②Ⅱ型：掌指侧固有动脉血流充盈欠佳，即血流信号充盈缺损甚至中断。③Ⅲ型：掌指侧固有动脉血流充盈差，即血流信号明显减少，呈"星点状"（图3-47、图3-48）。

（3）血流动力学参数　测量PSV、EDV、平均血流速度（V_{mean}），并计算RI、搏动指数（PI）（图3-49、图3-50）。

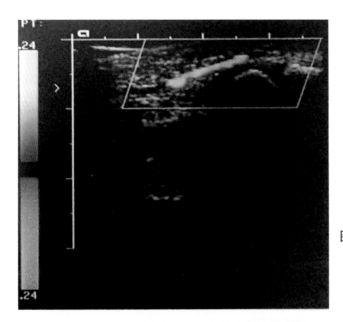

图3-47　健康人左手中指掌指侧固有动脉纵断面扫查，CDFI显示固有动脉内血流充盈良好

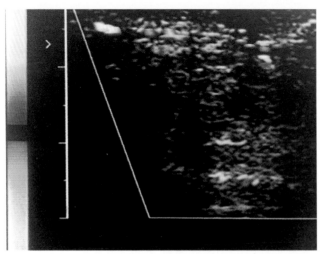

图3-48　雷诺病患者左手中指掌指侧固有动脉纵断面扫查，CDFI显示固有动脉内血流充盈差

（本组图片由辽宁中医药大学第一临床学院陆恩祥教授惠赠）

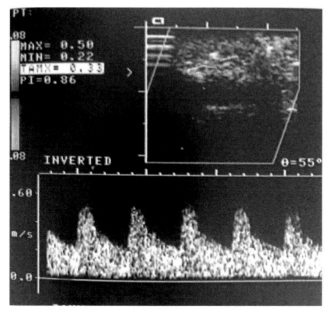

图3-49　健康人左手中指掌指侧固
有动脉，频谱多普勒显示
固有动脉内血流频谱呈三
相波

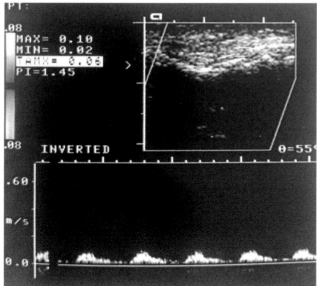

图3-50　雷诺病患者左手中指掌指
侧固有动脉，频谱多普勒
显示固有动脉内血流频谱
呈"小慢波"

五、超声图像鉴别诊断

（1）动脉硬化闭塞症　动脉内膜增厚、毛糙，动脉内壁可见大小不等的强回声斑，后方可伴声影，部分患者管腔内见低回声血栓；CDFI可见管腔内血流束变细，狭窄处及靠近其下游呈现花彩血流信号，若闭塞，则管腔内无血流信号；狭窄处频带增宽，舒张期反向波峰速降低或消失。闭塞段动脉管腔内不能引出多普勒频谱。狭窄或闭塞远端动脉变为低阻血流。

（2）血栓闭塞性脉管炎　受累动脉为节段性狭窄或闭塞，病变处动脉管壁增厚，增厚程度与病变程度有关，严重者整个管壁增厚，管腔内合并血栓。

六、临床价值

尽管本病现已少见，但彩色多普勒血流显像可评估雷诺现象患者的掌指侧固有动脉及掌浅弓动脉血流动力学变化与血管病变情况，在雷诺现象的诊断、治疗及随访评估中具有良好的应用价值。

（田家玮）

第十二节　腘血管陷迫综合征

一、病因学

腘血管陷迫综合征（popliteal vascular entrapment syndrome，PVES），是一种先天性变异性疾病，是由于腘窝的异常肌肉、纤维索带或者腓肠肌内外侧头肥大，进而压迫腘血管，从而引起相应的病理改变和临床表现。以腘动脉受累最为常见。患者多为青壮年，男性多于女性。30%为双侧发病。

二、病理解剖和病理生理

根据腘动脉与其周围结构的异常解剖关系，PVES分为6型。

Ⅰ型：腓肠肌内侧头附着点正常，腘动脉位于腓肠肌内侧头的内侧。

Ⅱ型：腓肠肌内侧头附着点异常，致腘动脉位于其内侧。

Ⅲ型：腓肠肌异常的肌束、纤维束。

Ⅳ型：腘动脉位于腘肌前方。

Ⅴ型：在以上四型基础上出现静脉的伴随受压。

Ⅵ型：功能性PVES，无解剖学异常。

PVES的病理变化是一个逐渐发展过程，持续的动脉受压迫会引起动脉壁轻度损伤，造成局部早期动脉硬化和血栓形成；局部病变的蔓延还可引起动脉管腔狭窄，致使血流动力学发生变化；继发性湍流则使狭窄段远侧的动脉扩张，形成动脉瘤，同时在病变部位可有侧支循环形成。动脉瘤内血栓形成和腘动脉管腔闭塞，均可导致急性缺血的严重后果。

三、临床表现

PVES的患者多表现为下肢的慢性缺血，可出现肢体发凉、麻木，间歇性跛行、静息痛，甚至溃疡、坏疽等症状；腘静脉受压时可出现小腿部的皮肤瘙痒、皮质硬化、色素沉着等静脉回流障碍的表现，严重者可发生深静脉血栓形成。若累及神经则会出现下肢麻木、感觉异常等相应症状。

四、典型病例超声图像特征及诊断要点

病史：男，21岁，右小腿间歇性跛行，进行性加重2个月，伴右足疼痛、发凉40天，不伴憋胀、麻木、皮肤青紫及活动障碍。

体征：右足皮肤温度低于对侧，未扪及右侧胫后动脉及足背动脉搏动。

其他影像学：下肢CTA示左侧腘动脉轻度移位，右侧腘动脉闭塞不显影，膝关节周围大量侧支形成。MR示双侧腘动脉陷迫综合征Ⅰ型并右侧腘动脉血栓形成。

手术和病理：右腘动脉切开取栓术+腓肠肌内侧头重建术。

超声诊断：双侧腘动脉受压伴右侧血栓形成，符合腘血管陷迫综合征声像图。

超声诊断要点：①腘血管空间位置异常，动静脉间距增大；②腘动脉受压狭窄、血栓形成（图3-51～图3-61）。

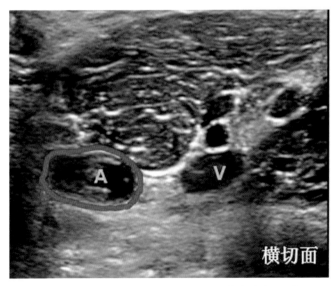

图3-51　二维声像图显示右侧腘动脉走行异常，动脉受压变扁，动静脉间距增大

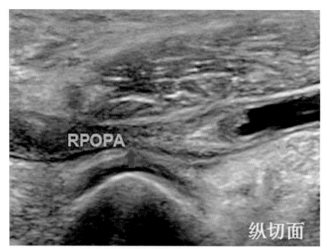

图3-52 二维声像图显示右侧腘动脉受压变细（↑），腔内血栓形成，远端相对扩张（⬆）

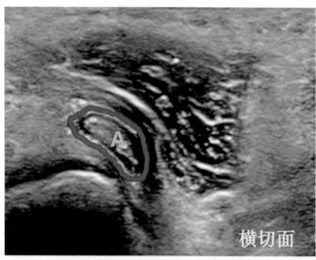

图3-53 二维声像图显示右侧腘动脉受压、变扁，管壁增厚，腔内血栓形成

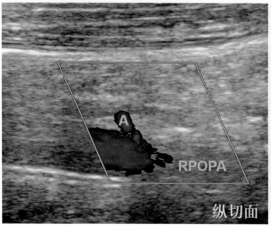 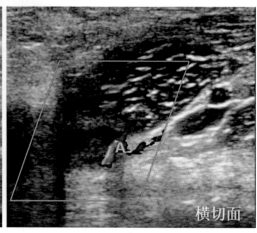

图3-54 CDFI显示右侧腘动脉管腔内血栓形成，近心段血流截断，周围可见侧支形成

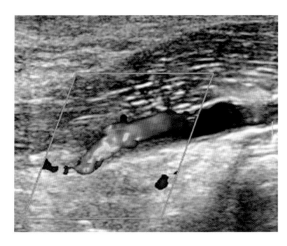

图 3-55 CDFI 显示右侧腘动脉远心段血流大部充盈，来源于侧支

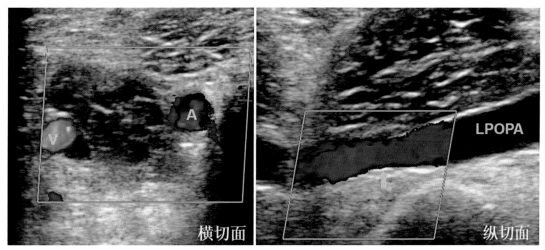

图 3-56 CDFI 显示左侧腘动脉走行异常，动静脉间距增大（左图），腘动脉管径略细（⬆），血流无明显异常

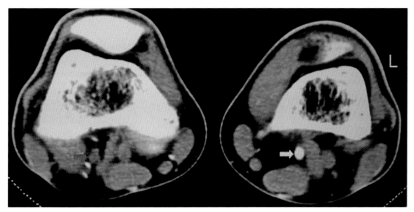

图 3-57 下肢 CTA 示左侧腘动脉无明显狭窄（⬆），右侧腘动脉闭塞（⬆），周围侧支形成

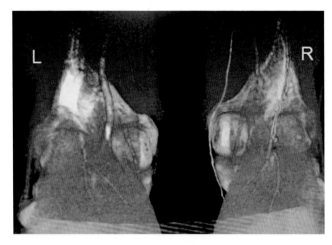

图 3-58　下肢CTA示左侧腘动脉轻度移位，右侧腘动脉闭塞不显影，膝关节周围大量侧支形成

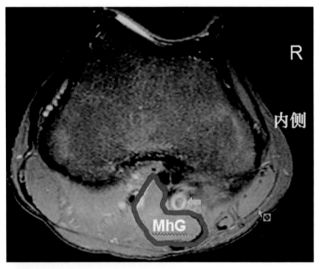

图 3-59　MRI示右侧腘动脉（↑）走行于腓肠肌内侧头内侧，管腔信号不均匀（MhG为腓肠肌内侧头）

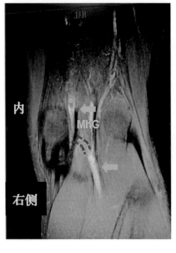

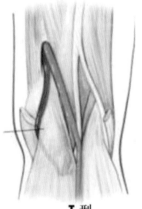

图 3-60　MRI示右侧腘动脉（↑）走行于腓肠肌内侧头内侧，腘动脉受压、管腔信号不均匀、连续性中断（虚线）

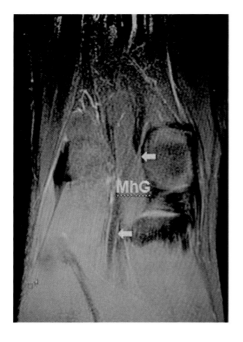

图3-61 左侧腘动脉（↑）走行于腓肠肌内侧头内侧，轻度移位，管腔信号均匀（MhG为腓肠肌内侧头）

五、超声图像鉴别诊断

（1）动脉粥样硬化闭塞 多见于老年患者，常有危险因素，如吸烟、高血脂、高血压等，病变范围较广，主要累及大中动脉。

（2）血栓闭塞性血管炎 40岁以下多见，常有吸烟史，主要累及中小血管，病变呈节段性。

（3）腘动脉外膜囊性变 是血管外膜内的单房或多房的囊肿压迫血管壁的中膜及内膜，导致局部管腔狭窄或闭塞，好发于腘动脉，多见于青壮年。声像图表现为沿血管壁走行、附着于血管外膜的囊肿，囊腔与管腔不相通。

六、临床价值

超声可以用于本病的初筛及随访，能明确腘动脉受压闭塞、血流动力学变化、有无血栓并观察侧支循环。由于近50%正常人踝关节主动跖屈时亦可出现腘动脉受压闭塞，出现假阳性，故需结合临床病史，并仔细观察腘动脉走行及腘动静脉间距，避免假阳性，确诊需MRI+MRA。

（冯婷华 康春松）

第四章　腹部血管疾病 04 Chapter

第一节　腹主动脉疾病

腹主动脉真性动脉瘤

一、病因学

动脉粥样硬化为常见病因。

二、病理解剖和病理生理

动脉粥样硬化斑块侵蚀动脉壁，破坏中膜成分，弹力纤维发生退行性变、断裂，代之以纤维瘢痕组织，动脉壁失去弹性，管壁局限性膨出，形成动脉瘤，瘤壁由动脉壁全层组成。

三、临床表现

中上腹或脐周搏动性包块，轻压痛，听诊为收缩期杂音。较大瘤体破裂时可出现撕裂样剧痛，迅速出现休克。

四、典型病例超声图像特征及诊断要点

超声图像特征：腹主动脉局部呈囊状或梭形扩张，与其远心段外径之比超过1.5∶1或最大外径>3cm（图4-1），CDFI显示瘤腔内红蓝各半的涡流图（图4-2），动脉瘤内部常伴有附壁血栓（图4-3）。

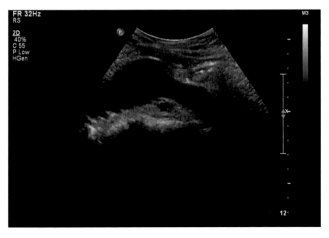

图4-1 腹主动脉纵断面扫查，二维
声像图显示腹主动脉下段局
部呈瘤样扩张

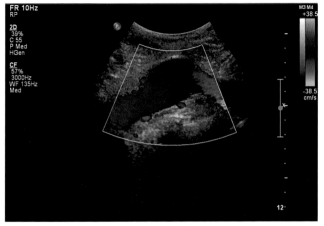

图4-2 CDFI显示腹主动脉瘤腔内
呈涡流

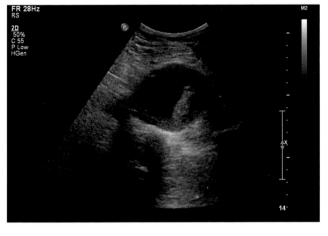

图4-3 腹主动脉横断面扫查，二维
声像图显示腹主动脉下段呈瘤
样扩张，伴有附壁血栓形成

　　超声诊断要点：病变处腹主动脉外径与其远心段外径之比超过1.5∶1或腹主动脉局限性扩张，外径>3cm。

五、超声图像鉴别诊断

（1）腹主动脉假性动脉瘤　腹主动脉旁见无回声包块，内探及高速射流，与腹主动脉间可见交通口。

（2）腹主动脉夹层　管腔被分为真腔、假腔，假腔内径多大于真腔，真腔和假腔内血流类型、方向及流速不同。

六、临床价值

超声可显示动脉瘤的大小、累及范围、形态、腔内是否存在附壁血栓及瘤腔闭塞等，可指导治疗及观察疗效。

腹主动脉夹层

一、病因学

主要易患因素为年龄及其相关的动脉壁中膜疏松。高血压、动脉粥样硬化，马方综合征、主动脉缩窄等患者发病率较高。

二、病理解剖和病理生理

动脉壁中膜疏松，内膜撕裂，动脉血流通过破裂处流入中膜，使内膜与中膜分离，管腔分为两部分，即真腔和假腔。

三、临床表现

胸背部、腹部刀割样剧痛，常伴有面色苍白、出汗、周围型发绀等休克表现。

四、典型病例超声图像特征及诊断要点

超声图像特征：动脉外径增宽，管腔被分为真腔和假腔，假腔内径一般大于真腔（图4-4、图4-5）。真腔内血流方向及血流频谱与正常动脉相似，假腔内血流常不规则，

血流方向、流速可能不同（图4-6）。

　　超声诊断要点：动脉管腔内撕脱的内膜将管腔分为真腔、假腔，假腔大于真腔，真腔内血流类似正常动脉血流，假腔内探及不规则血流。

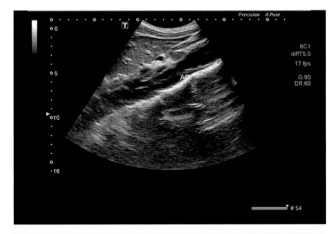

图4-4 腹主动脉纵断面扫查，二维声像图显示腹主动脉呈双腔，内可见撕脱的内膜

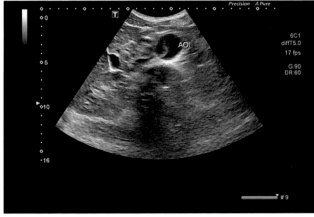

图4-5 腹主动脉横断面扫查，二维声像图显示腹主动脉呈双环，内可见撕脱的内膜

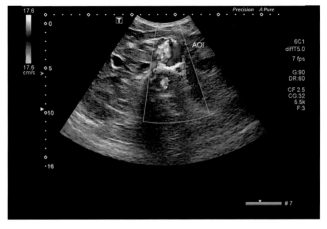

图4-6 CDFI显示腹主动脉内彩色血流呈双环状

五、超声图像鉴别诊断

（1）腹主动脉真性动脉瘤　腹主动脉局部呈囊状或梭形扩张，与其远心段外径之比超过1.5∶1或最大外径>3cm，内探及涡流。

（2）腹主动脉假性动脉瘤　腹主动脉旁见无回声包块，内探及高速射流，与腹主动脉有交通口。

六、临床价值

超声可观察病变部位、累及范围、病变程度、血流状态，可区分真腔、假腔，并指导治疗，随访观察病变的发展，提供并发症等相关信息。

腹主动脉栓塞

一、病因学

心源性、血管源性、医源性栓子（血栓、气栓、癌栓等）自心脏或近心端动脉壁脱落或自外界进入动脉，随血流冲入并停留于动脉内，阻塞血管形成。

二、病理解剖和病理生理

脱落栓子阻塞腹部血管，较大栓子嵌顿于腹主动脉末端，较小栓子阻塞远端肢体和内脏动脉，引起栓塞远端急性缺血。

三、临床表现

起病急骤，进展迅速，功能障碍突出，双下肢疼痛、苍白、动脉搏动减弱或消失、麻木、感觉异常等。

四、典型病例超声图像特征及诊断要点

超声图像特征：动脉管腔内见不均质实性回声（图4-7）。完全栓塞时，彩色血流于栓塞部位突然中断（图4-8），不能探及血流频谱；不完全栓塞时，彩色血流呈不规则细条状或细线状，色彩明亮或暗淡，栓塞远心段动脉内探及低速低阻或单相连续性带状频谱。

超声诊断要点：栓塞部位管腔闭塞呈实性回声，动脉搏动消失。完全栓塞时，血流在栓塞部位中断；不完全栓塞时，血流变细，栓塞远心段血流速度降低。

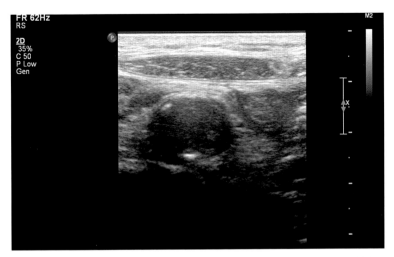

图4-7 腹主动脉横断面扫查，二维声像图示腹主动脉管腔内实性低回声

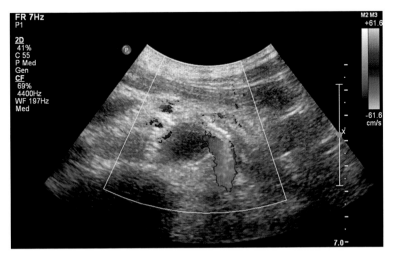

图4-8 CDFI示腹主动脉管腔内未探及血流信号

（本组图片由北京大学国际医院温朝阳教授惠赠）

五、超声图像鉴别诊断

（1）血栓闭塞性脉管炎　主要累及中小动脉，病变段内径不均匀变细或闭塞，内膜呈"虫蚀"状，病变呈节段性分布。

（2）动脉粥样硬化　多见于老年患者，常表现为内膜至中膜局限性不均匀性增厚，可见粥样硬化斑块，管腔常为偏心性狭窄。

六、临床价值

超声可显示病变的部位、范围、程度、侧支和闭塞远侧动脉主干的情况。

多发性大动脉炎

一、病因学

病因不明确，可能系由结核、梅毒等感染后引起的自身免疫因素，或内分泌因素如雌激素分泌过多，或遗传因素等所致。本病以年轻女性多见。

二、病理解剖和病理生理

病变早期为动脉周围炎和动脉外膜炎，以后向中膜和内膜发展，后期出现全层弥漫性或不规则性增厚和纤维化，呈节段性分布，管腔不规则狭窄，狭窄后扩张及继发血栓形成，甚至可完全闭塞。

三、临床表现

头颈、上肢的血压升高及下肢血流量下降。有头晕、头痛、心悸、下肢发凉、双下肢酸麻无力、间歇性跛行等。

四、典型病例超声图像特征及诊断要点

超声图像特征：受累动脉管壁弥漫性或局限性增厚，以中膜增厚最为明显，呈不均匀低回声，僵硬，搏动减弱。管腔向心性狭窄，内径变细。弥漫性狭窄管腔内血流色彩

暗淡，多普勒频谱呈低速单向，局限性狭窄时狭窄处血流呈多色镶嵌，流速增高，闭塞处无血流信号。

超声诊断要点：管壁向心性增厚，管腔不同程度狭窄。弥漫性病变血流色彩暗淡，流速减低；局限性病变血流彩色亮度增高，流速增高，狭窄之后段血流紊乱。

五、超声图像鉴别诊断

（1）动脉粥样硬化　此病多见于老年患者，常表现为内膜至中膜局限性不均匀性增厚，可见粥样硬化斑块，管腔常为偏心性狭窄。

（2）血栓闭塞性脉管炎　主要累及四肢中小动脉，呈节段性分布，病变段内径呈不均匀变细或闭塞，病变处与正常部分有明确分界。

（3）急性动脉栓塞　该病发病急，进展迅速，栓塞部位管腔闭塞呈实性回声，血流在栓塞部位中断。

六、临床价值

超声可观察病变所在部位、累及范围、病变程度及受累动脉管壁结构，可测量管腔狭窄程度，检测有无血流动力学改变，并可用于病变的随访及疗效的观察。

（冉海涛　张群霞）

第二节　肾动脉狭窄

一、病因学

肾动脉狭窄（renal artery stenosis，RAS）的病因主要有动脉粥样硬化、纤维肌性发育不良（fibromuscular dysplasia，FMD）和大动脉炎等。在西方发达国家病因以动脉粥样硬化为主（约90%），其次为FMD（约10%）。近年来我国由于血管影像技术的逐步推广普及，发现动脉粥样硬化也为主要发病原因。动脉粥样硬化所致的RAS主要见于老年人，狭窄部位多位于起始段。后两者主要见于青年患者，女性多于男性。其他外来性原因可能为嗜铬细胞瘤、肿瘤、外科手术后压迫所致。

二、病理解剖和病理生理

肾动脉多平第1、2腰椎间盘高度（肠系膜上动脉起始段下方1.5cm处，该点距腹主动脉分叉处约10cm），起自腹主动脉侧面，由肾静脉的后上方横行向外，经肾门入肾。右肾动脉起于腹主动脉前侧方（10～11点钟处），由于腹主动脉位置偏左，故右侧肾动脉较左侧长，并经下腔静脉的后面右行入肾。左肾动脉起于腹主动脉后侧方（3～4点钟处），并沿后侧方进入左肾门。RAS多发生于肾动脉起始部，其定义为肾动脉主干和（或）其分支直径减少≥50%，当肾动脉狭窄＞70%时肾动脉血流明显减少，肾素-血管紧张素系统激活，外周血管阻力增高，水钠潴留导致血压升高。部分粥样硬化所致的肾动脉狭窄患者血压可正常，主要表现为慢性缺血性肾脏病，包括患侧肾脏缺血、肾小球硬化、肾小管萎缩及间质纤维化等。

三、临床表现

（1）肾血管性高血压　RAS所致的高血压特点是病程短、舒张压升高明显。一般抗高血压药很难控制，常伴有头痛、头晕、胸闷、恶心、视力减退。有些患者无明显症状，在体检时发现有高血压。对于中年起病，尤其是合并有动脉粥样硬化的患者应首先考虑动脉粥样硬化所致的RAS；而对于家族史阴性、新近发生的年轻高血压患者更应考虑纤维肌性发育不良的可能。40%的患者可在腹部听诊时发现血管杂音。实验室检查尿常规可正常或有轻度尿蛋白或低钾血症。

（2）缺血性肾病　老年高血压患者患本病时可有进行性肾功能损害、轻度尿检异常及周围血管病变。

四、典型病例超声图像特征及诊断要点

超声诊断要点如下。

1.灰阶超声表现　患侧肾脏体积缩小，长径＜9cm，或较健侧肾脏＜1.5～2cm；肾动脉起始部管径变细，有时可见管壁钙化。

2.CDFI表现　肾动脉狭窄处血流束明显变细，呈五彩镶嵌血流。严重狭窄者可见肾内血流明显减少（图4-9）。

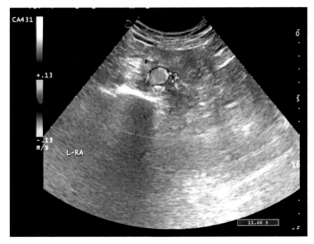

图4-9　CDFI示左肾动脉起始部五彩血流信号

3.脉冲多普勒超声表现

（1）直接指标　狭窄段及靠近其下游可探及五彩镶嵌血流信号；狭窄段及靠近其下游测得频谱呈毛刺状；血流速度加快、阻力增大（图4-10）；正常主肾动脉峰值血流速度PSV为50～100cm/s，肾动脉狭窄时血流速度显著升高，国内外有将流速分别大于100cm/s、125cm/s、150cm/s、180cm/s、200cm/s作为诊断狭窄的报道，综合不同报道，李建初等认为流速＞180cm/s为狭窄大于60%的诊断标准。患者个体差异和探查方法的不同是造成诊断标准有较大差异的主要原因。肾动脉狭窄处收缩期峰值流速与肾动脉水平处的腹主动脉峰值流速的比值（RAR）也是判断肾动脉有无狭窄的重要指标，RAR正常值为1：1，肾动脉狭窄可使狭窄处流速增高，而靠近肾动脉开口处腹主动脉流速一般无明显变化，因此该比值将升高，综合不同报道认为该比值大于3.5为诊断狭窄＞60%的标准。

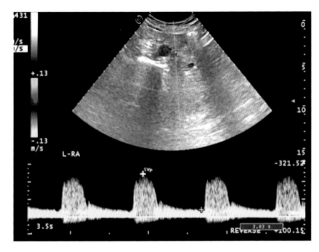

图4-10　频谱多普勒显示左肾动脉起始部狭窄，局部流速明显增高（245.1cm/s），呈湍流

（2）间接指标　当肾动脉狭窄＞70％时，肾内动脉频谱呈小慢波改变，频谱形态呈三角形、平顶形或平坦形（图4-11）；加速度时间大于或等于0.07s；加速度小于300cm/s²，血流阻力减低，RI常小于0.45。主肾动脉与肾内动脉血流速度之比，可反映狭窄处流速升高而其下游流速降低的动态变化，比值大于5时狭窄率大于50％。当完全阻塞时，主肾动脉内不显示血流，肾实质内探及小慢波（其PSV＜10cm/s），或肾脏内未探及血流，肾内动脉加速度时间延长。

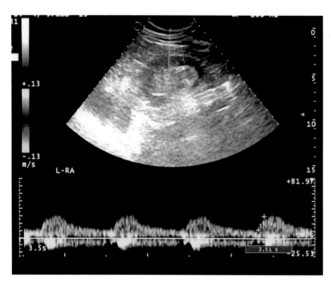

图4-11　频谱多普勒于肾段间动脉测及低速低阻血流频谱（小慢波）

五、超声图像鉴别诊断

（1）肾动静脉瘘　详见本章第三节。

（2）主动脉狭窄或闭塞性疾病　发生在肾动脉分支以上的主动脉狭窄或闭塞性疾病，双侧肾动脉均出现缺血表现，表现双侧肾脏体积缩小，双侧肾动脉流速减低或消失。

（3）肾静脉血栓形成　肾静脉血栓形成可影响肾脏静脉回流，导致肾内血流信号明显减少，可能会与RAS混淆（图4-12）。肾静脉急性栓塞后，肾脏充血水肿、增大，肾功能丧失。若不及时治疗，肾动脉血流会减少，继之萎缩。肾静脉血栓形成的原因很多，如血液高凝状态、肾肿瘤性血栓、下腔静脉血栓的延伸等。慢性栓塞所引起的改变与有无侧支循环有关。超声可直接显示肾静脉阻塞征象，完全阻塞时血栓段静脉内无血流信号，不完全阻塞者可显示血流充盈缺损。由于患侧肾脏血流受阻，肾动脉阻力增大，舒张期流速减低，甚至出现反向波。

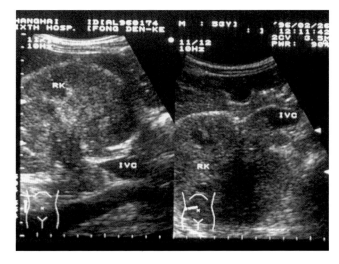

图4-12 二维声像图示肾静脉内充
满低回声，为肾静脉血栓

六、临床价值

对于可疑肾血管性高血压患者，彩色多普勒血流显像是一项简便无创的血管造影前的筛查方法。彩色多普勒血流显像能够通过显示局限性血流束变细判断狭窄部位，利用血流动力学参数判断狭窄程度。但由于肥胖、肠道气体干扰、呼吸配合不佳等因素，有时肾动脉显示欠佳，且由于位置较深、难以显示肾动脉的管壁结构，轻度狭窄有可能被遗漏。利用多种扫查路径，如腹正中横切、侧腰部冠状切、肋间或肋缘下横切或经背侧径路等全面扫查肾动脉，有助于提高RAS的超声检查成功率。

（王　燕）

第三节　肾动静脉瘘

一、病因学

肾动静脉瘘的病因分为先天性、特发性和获得性三种。先天性肾动静脉瘘少见，实为动静脉畸形，主要由动静脉之间存在细小的蔓状交通支所致，多见于肾实质中。特发性动静脉瘘也称为自发性动静脉瘘。获得性肾动静脉瘘最为常见，如经皮肾穿刺肾活检、经皮肾结石切取术等医源性损伤，肾肿瘤、外伤、炎症和动脉粥样硬化所致。

二、病理解剖和病理生理

肾动静脉瘘的主要病理生理改变是动脉血流没有经过肾实质就直接进入静脉返回心脏。肾动静脉瘘所造成的肾脏病理生理学改变，与瘘管大小、分流量密切相关。大量分流不仅影响病变动脉供应区肾实质的血供，还会影响患侧整个肾脏甚至对侧肾脏和心排血量。由于大量动脉血经瘘管直接进入静脉系统，相应区域肾实质发生缺血性改变，从而引起高血压，还可出现血尿、蛋白尿，腹部肾区可闻及血管杂音和触及震颤，静脉回流增快、心排血量加大，可引起充血性心力衰竭。小的动静脉瘘可无任何临床表现。

三、临床表现

（1）肾动静脉瘘常位于肾集合系统附近，因此患者常有肉眼血尿及蛋白尿。

（2）高血压由于肾动脉血未经过肾实质直接汇入肾静脉，肾实质灌注相对减少，引起远端局部血流不足及肾素依赖性高血压。严重时可能导致心力衰竭。

（3）腹部听诊时多可在腰侧闻及连续性血管杂音。

四、典型病例超声图像特征及诊断要点

超声诊断要点如下。

（1）灰阶超声　表现肾内或肾门处可见瘤样扩张的血管呈无回声区（图4-13），如果肾动静脉瘘的瘘口发生在肾血管的主干，瘘口较大，灰阶超声图像上一般能够直接显示，动脉与静脉沟通的瘘口，发生于肾外的动静脉瘘由于瘘口处射流和大量分流的影响，可引起肾内外肾静脉及下腔静脉广泛扩张（图4-16），较小时则难以辨认瘘口。发生于肾外动静脉或肾内较大的动静脉分支的动静脉瘘，患侧肾脏正常大小或由于缺血而萎缩。

（2）彩色多普勒血流显像　表现于瘘口及其附近可显示明显紊乱的血流信号，显示瘘口血流呈"五彩镶嵌"样，瘤样扩张的血管内血流呈涡流。获得性动静脉瘘一般看不到迂曲的异常血管，动脉直接与扩张的静脉沟通，即动脉大分流量的动静脉瘘，可窃取肾区其他部位的血液，造成严重肾实质缺血性改变（图4-14）。

（3）脉冲多普勒超声　表现肾外的肾动静脉瘘的供血动脉近段频谱呈高速低阻型血流波形，于瘘口处可测及高速低阻的射流频谱，在肾静脉近段可测及动脉样血流频谱，或动脉血流与静脉血流信号混叠在一起（图4-15）。

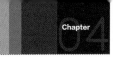
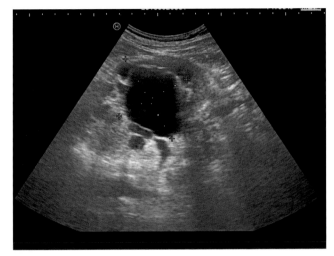

图4-13　二维声像图示左肾内无回声区

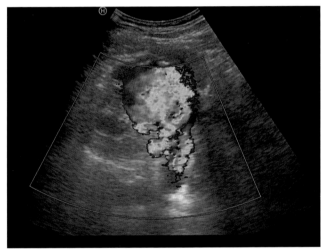

图4-14　CDFI示左肾无回声区内可见彩色涡流

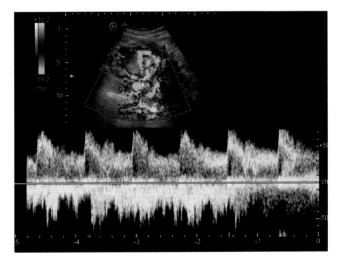

图4-15　频谱多普勒测及肾动脉、静脉混叠频谱

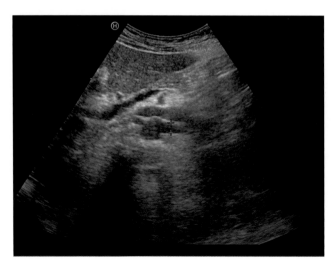

图4-16　二维声像图示左肾静脉和
　　　　肾动脉管径增宽

五、超声图像鉴别诊断

（1）肾盂肾盏扩张　扩张的肾盏也表现为肾内无回声区，但内部无彩色血流可与肾动静脉瘘鉴别。

　　患者，女性，78岁，镜下血尿半年，在外院一直按肾盂肾炎、肾积水治疗。超声发现右肾上盏扩张，肾盂增宽，内充满低回声。CDFI示低回声内未见彩色血流（图4-17～图4-19）。超声造影示低回声内可见增强剂灌注（图4-20）。

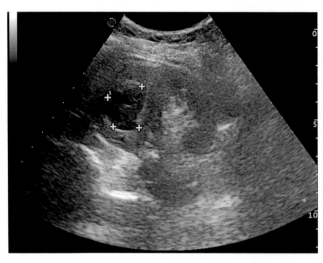

图4-17　二维声像图示右肾近上极
　　　　无回声区，为扩张的上盏

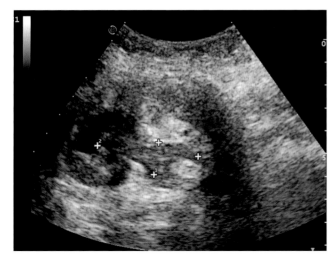

图 4-18　二维声像图示肾盂增宽，内充满低回声

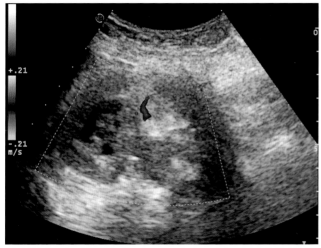

图 4-19　CDFI示肾盂内低回声区内未见明显彩色血流，为鉴别是肾积水还是肾盂内占位，建议行超声造影检查

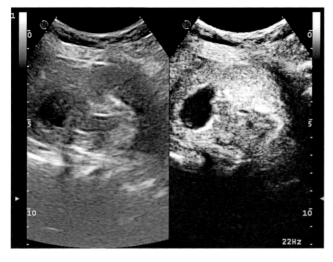

图 4-20　超声造影：肾盂内低回声可见增强剂灌注

（2）肾囊肿　肾囊肿表现为肾内囊性占位，但内部无彩色血流可与肾动静脉瘘鉴别。

患者，男性，60岁，发现肉眼血尿1周，超声发现肾内可见无回声区（图4-21），内未见明显彩色血流（图4-22），超声造影未见增强剂灌注（图4-23）。

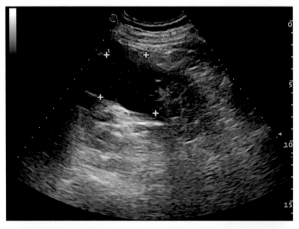

图4-21　患者肉眼血尿，二维声像图示左肾内无回声区

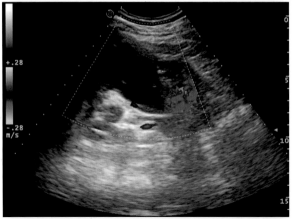

图4-22　CDFI示无回声区内未见彩色血流

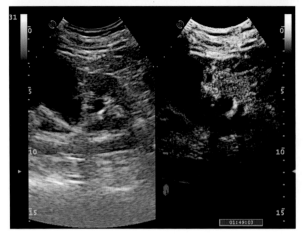

图4-23　超声造影示无回声区内未见增强剂灌注

六、临床价值

　　彩色多普勒血流显像检查是准确而无创的肾动静脉瘘检查方法，通过检测紊乱血流出现的位置可以对动静脉瘘进行定位，并可以了解瘘口大小及分流量大小。

（王　燕）

第四节　下腔静脉疾病（发育异常、下腔静脉综合征）

下腔静脉发育异常

一、病因学

　　从胚胎起源看，下腔静脉分为四段：上段（即肝脏段）、肾上段、肾下段、骶尾段和髂总静脉（图4-24），由于在胚胎发生中经历了一系列复杂的变化，因此，成人体内下腔静脉及其属支的变异较为复杂，常见的有双侧下腔静脉、左侧下腔静脉（常合并心脏畸形）、下腔静脉缺如、下腔静脉肝段狭窄和下腔静脉膜状阻塞（既往称为布加综合征）。

二、病理解剖和病理生理

　　（1）双侧下腔静脉常在肾水平以下存在成对的下腔静脉，通常左下腔静脉较右侧细。

　　（2）下腔静脉肝脏段狭窄和下腔静脉膜状阻塞引起肝静脉流出道和（或）肝段下腔静脉的部分性或完全性血流回流障碍，导致肝后性门脉高压和下腔静脉的高压。

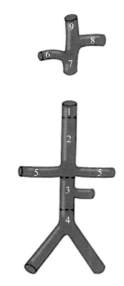

图4-24　下腔静脉示意。图中1为下腔静脉上段（肝脏段）；2为下腔静脉肾上段；3为下腔静脉肾下段；4为下腔静脉骶尾段和髂总静脉；5为肾静脉；6为奇静脉；7为上腔静脉；8为左头臂静脉；9为右头臂静脉

（3）左下腔静脉变异　下腔静脉肾水平以下走行于腹主动脉左侧，由于静脉管壁较薄，压力较小，而动脉管壁厚，压力较高，因此，左下腔静脉跨越腹主动脉前方易出现静脉压迫现象。

（4）下腔静脉上段缺如（下腔静脉离断）　下腔静脉上段（肝脏段）不发育或发育不良，肝静脉直接汇入右心房，下腔静脉收纳的血流经奇静脉、半奇静脉、上腔静脉引流入右心房。包括双下腔静脉、左下腔静脉、下腔静脉肝后段缺如。由于变异下腔静脉的起点、行径、汇入部位以及与周围器官的毗邻关系等均发生改变，故行腹膜后隙各器官手术时应加以注意。肾切除术处理肾蒂时，应注意有下腔静脉变异的可能，尤其左肾切除时，切勿损伤左侧下腔静脉。

三、临床表现

（1）双侧下腔静脉患者往往无特殊症状。

（2）先天性下腔静脉肝段狭窄和下腔静脉膜状阻塞患者发病年龄较小，由门静脉高压和下腔静脉高压所致的一系列综合征，如淤血性肝脾大、进行性顽固性腹水、食管胃底静脉曲张或呕血便血、胸腹壁浅静脉上行性曲张、下肢肿胀、足靴区的色素沉着及溃疡等。

（3）左下腔静脉变异　由于静脉管壁较薄，压力较小，而动脉管壁厚，压力较高，因此，左下腔静脉跨越腹主动脉前方易出现静脉压迫现象，临床上则表现为盆腔和下肢的静脉血回流不畅等右心功能不全的表现。

（4）下腔静脉上段缺如　在胚胎期侧支血管已建立完善，在无并发症发生时，无明显临床症状。

心导管检查时，行股静脉插管术，导管经髂外静脉、髂总静脉、下腔静脉达右心系统。在股静脉插管发生困难时，应考虑下腔静脉变异，而不可盲目进行，以免损伤血管；由于变异下腔静脉的起点、行径、汇入部位以及与周围器官的毗邻关系等均发生改变，故行腹膜后隙各器官手术时，应引起注意。

四、典型病例超声图像特征及诊断要点

1.双侧下腔静脉　肾水平以下腹主动脉左右两侧可见平行的下腔静脉。

2.先天性下腔静脉肝段狭窄和下腔静膜状阻塞

（1）二维　局部管腔细窄或下腔静脉右房入口处可见膜状、条索状或斜面回声

（图4-25）。

（2）彩色多普勒　不完全梗阻时局部可见不规则变细的明亮五彩血流信号，完全梗阻时近端血流中断（图4-26、图4-27）。

（3）频谱多普勒　不完全梗阻时局限性病变段可探及持续单相高速湍流频谱（弥漫性病变时血流速度不增高），远端血流呈连续性低速血流频谱，随呼吸变化小（图4-28、图4-29）。

3.左下腔静脉变异　下腔静脉肾水平以下走行于腹主动脉左侧。

4.下腔静脉上段缺如　无法探及下腔静脉肝脏段（图4-30、图4-31）。

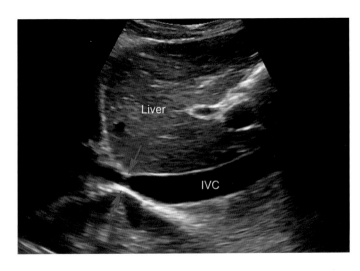

图4-25　二维声像图示下腔静脉（IVC）上段明显狭窄（红色箭头）

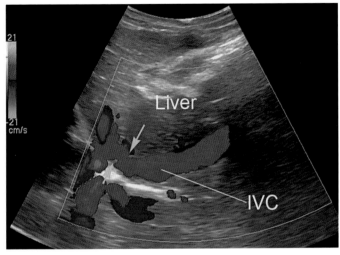

图4-26　同一患者，CDFI显示下腔静脉（IVC）上段明显狭窄处血流信号细窄（黄色箭头）

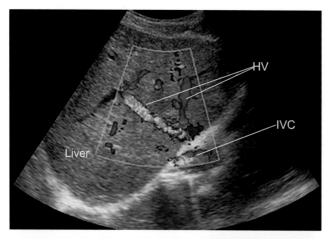

图4-27　CDFI显示肝静脉（HV）汇入下腔静脉（IVC）前梗阻，明显狭窄处出现五彩花色血流信号，内径细窄（红色箭头）

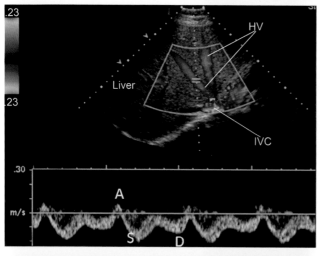

图4-28　频谱多普勒获得正常肝静脉（HV）的典型"三相"频谱。S波代表心室收缩，D波代表心室舒张，A波代表心房收缩

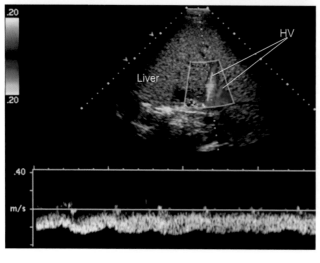

图4-29　频谱多普勒显示下腔静脉及肝静脉（HV）受阻时正常的"三相"频谱消失，肝静脉频谱明显异常

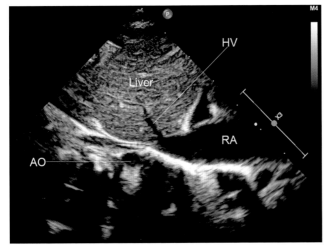

图4-30　下腔静脉上段缺如二维声像图：剑突下肝脏右心房切面未能显示下腔静脉回声，可见肝静脉（HV）直接汇入右心房（RA）

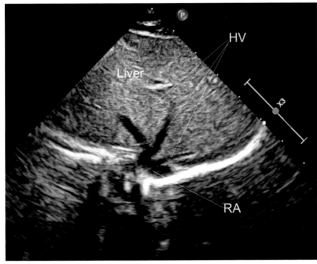

图4-31　下腔静脉上段缺如二维声像图：剑突下切面显示可见多支肝静脉（HV）直接汇入右心房（RA）

五、超声图像鉴别诊断

（1）下腔静脉内瘤栓形成　当肝脏或周围脏器肿瘤侵犯或累及下腔静脉时，可以导致下腔静脉受累段管腔狭窄甚至闭塞，此时可能无法显示下腔静脉管腔结构，CDFI也不能显示血流信号，但通过仔细检查可见肝脏或肾脏原发病变，也可以显示累及段下腔静脉内径往往增宽，其内可见中等或稍强回声的团块状占位，易与先天性下腔静脉缺如及狭窄鉴别。

（2）下腔静脉内血栓形成　急性下腔静脉血栓形成的超声表现为局部血管扩张，管腔内充填低回声条索状物，CDFI可见血流信号消失或明显稀疏；慢性血栓形成时下腔静脉内可见中等回声的结构。下腔静脉血栓形成多由其属支静脉延伸进入，其形成的病因包括患者的高凝状态（脱水、肾病综合征、妊娠、口服避孕药等），外伤或外源性病变压迫下腔静脉、下腔静脉内植入滤器等。结合病史、仔细观察下腔静脉及其属支，采用CDFI进行鉴别诊断。

六、临床价值

超声不仅能观察下腔静脉的形态结构改变，还能了解血流的动力学变化，对诊断和术前评估、术后监测都有很大帮助。

下腔静脉综合征

下腔静脉综合征是由于下腔静脉阻塞所引起的一系列临床症候群，大部分是指肾静脉水平以下的下腔静脉回流障碍。

一、病因学

下腔静脉血栓；下腔静脉肝脏段狭窄和下腔静脉膜状阻塞；腹腔或腹膜后组织的炎症和肿瘤可使下腔静脉周围粘连、扭曲或直接侵犯、压迫；原发性下腔静脉肿瘤。

二、病理解剖和病理生理

下腔静脉被阻断后，如果有良好的侧支循环则症状轻，相反则症状明显。

三、临床表现

（1）急性　双下肢肿胀、充血、疼痛。
（2）慢性　腹壁浅静脉曲张、下腹壁水肿、下肢肿胀，下肢皮肤营养性改变，如湿疹、皮肤色素沉着和小腿慢性溃疡等。

四、典型病例超声图像特征及诊断要点

（1）二维超声 下腔静脉内低回声或中等回声团，局部管腔细窄或消失，有时可见下腔静脉周围肿瘤生长，远心端下腔静脉扩张（图4-32、图4-33）。

（2）彩色多普勒 不完全梗阻时局部可见不规则变细的明亮五彩血流信号，完全梗阻时近端血流中断（图4-34）。

（3）频谱多普勒 不完全梗阻时局限性病变段可探及持续单相高速湍流频谱（弥漫性病变时血流速度不增高），远端血流呈连续性低速血流频谱，随呼吸变化小（图4-35）。

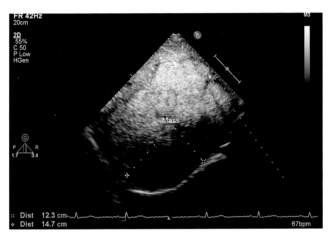

图4-32 二维声像图显示肝脏内巨大不均回声占位（Mass），提示原发性肝癌

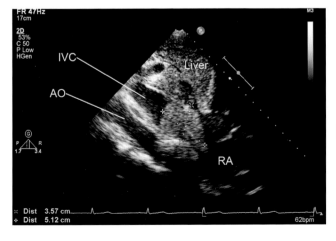

图4-33 同一患者，二维声像图显示下腔静脉（IVC）扩张，下腔静脉汇入右心房（RA）处可见强回声癌栓形成

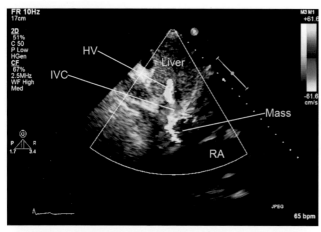

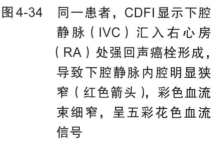

图4-34 同一患者，CDFI显示下腔静脉（IVC）汇入右心房（RA）处强回声癌栓形成，导致下腔静脉内腔明显狭窄（红色箭头），彩色血流束细窄，呈五彩花色血流信号

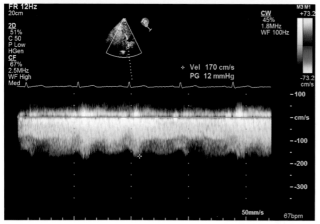

图4-35 同一患者，连续多普勒超声于下腔静脉内腔狭窄处探及高速血流信号：V_{max}=170cm/s，PG=12mmHg

五、超声图像鉴别诊断

主要与下腔静脉发育异常相鉴别，包括下腔静脉缺如和下腔静脉狭窄，参见下腔静脉发育异常章节。

六、临床价值

超声不仅能观察下腔静脉的形态结构改变，还能了解血流的动力学变化，对诊断和术前评估、术后监测都有很大帮助。

（赵博文　徐海珊）

第五节　肠系膜上静脉梗阻

一、病因学

肠系膜上静脉梗阻较少见，其原因主要以血栓为主，其次是瘤栓，另外，有时候腹腔内占位性疾病引起的外压性原因亦可导致肠系膜上静脉梗阻。

二、病理解剖和病理生理

肠系膜上静脉是门静脉最大的属支，主要收集小肠、盲肠、阑尾、升结肠、横结肠右半部的静脉血流。一旦各种病因引起肠系膜上静脉管腔梗阻，将引起引流区域肠管血液回流障碍，重者导致肠缺血坏死，危及患者生命。扩张的肠管使腹内压明显增高，膈肌活动受限，影响肺内气体交换而使氧分压下降，缺氧又加剧了肠损伤。随着梗阻的持续，肠道内细菌大量繁殖，导致毒血症、休克，最终可发生多器官功能障碍。

三、临床表现

患者常合并原发疾病相关病史，如先天性凝血功能障碍、门脉高压、腹腔感染、腹部创伤、恶性肿瘤等。临床表现上，多为亚急性起病，其所引起的临床表现往往不典型，且缺乏特异的症状和体征。患者可出现腹痛、厌食、腹泻、恶心、呕吐、上消化道或下消化道出血的症状，腹痛特点往往不像急性肠系膜动脉闭塞那样急骤。体征上可出现腹膜炎表现，腹水形成及肠腔积液可引起患者有效血容量锐减而出现循环不稳定的临床表现。实验室检查上亦无特异性指标。除超声检查外，其他影像检查方法主要包括腹部CT和肠系膜上静脉造影，其中腹部CT是诊断肠系膜上静脉梗阻性疾病最常用检查方法，肠系膜上静脉造影是评价肠系膜上静梗阻性病变的金标准。

四、典型病例超声图像特征及诊断要点

【病例1】

病史：老年男性，因腹痛2个月就诊。腹部CT检查提示胰体部低密度影，向腹膜后

浸润生长；门静脉与肠系膜上静脉延续处管腔受胰腺肿物压迫、变窄。临床拟诊为胰腺癌。

超声诊断：肠系膜上静脉受压、狭窄。

超声诊断要点：肠系膜上静脉近心段受上方胰腺肿物压迫，管壁受压，管腔变细（图4-36）；CDFI提示肠系膜上静脉内血流欠通畅，受压处血流束明显变细，呈五彩血流（图4-37）。

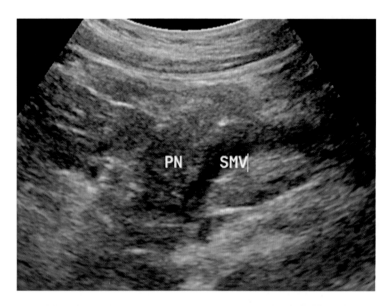

图4-36　二维声像图显示肠系膜上静脉（SMV）近心段受胰腺肿物压迫、变细

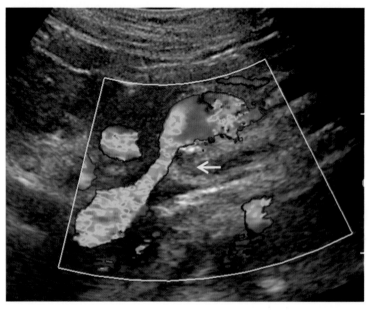

图4-37　CDFI显示肠系膜上静脉近心段受胰腺肿物压迫、血流束变细，呈五彩血流

【病例2】

病史：中年女性，为骨髓纤维化患者，临床表现为明显腹胀，腹部CT提示门静脉、肠系膜上静脉血栓形成。

超声诊断：肠系膜上静脉血栓形成。

超声诊断要点：肠系膜上静脉管腔内充满低回声，CDFI于管腔内未探及血流信号（图4-38、图4-39）。

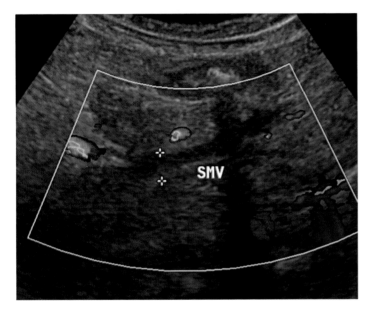

图4-38　CDFI显示肠系膜上静脉（SMV）管腔内充满低回声，内未见血流信号

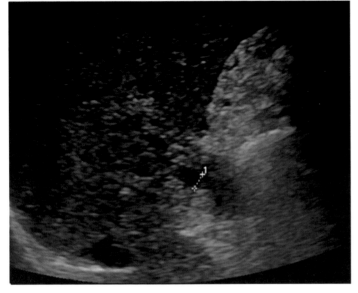

图4-39　二维声像图显示门静脉管腔内充满低回声

五、超声图像鉴别诊断

（1）肠系膜上静脉受压狭窄与血栓和癌栓相鉴别　对于恶性肿瘤患者，肠系膜上静脉受压狭窄尤其应与血栓和癌栓相鉴别。外压性狭窄往往可见血管周围占位性病变引起管腔逐渐变细，管腔内无实性回声，彩色血流模式下可见受压处血流束逐渐变细；而血栓或癌栓往往管腔内可见实性回声，彩色血流模式下为管腔内血流信号充盈缺损。

（2）肠系膜上静脉癌栓　肝癌、胰腺癌等恶性肿瘤患者往往会出现肠系膜上静脉癌栓。超声检查对于鉴别血栓和癌栓有一定意义，彩色多普勒血流模式下静脉癌栓内可探及彩色血流信号，超声造影可见其内滋养血管，而血栓内则不会显示彩色血流信号或观察到滋养血管。

六、临床价值

超声为无创性检查，操作简便，价格低廉，对于肠系膜上静脉梗阻性疾病的诊断具有较高的可靠性，广泛应用于肠系膜上静脉梗阻性疾病的诊断和鉴别诊断，不过超声检查对该疾病的诊断准确性在很大程度上受到操作者技术水平、受检者体型和肠腔气体干扰等因素的影响。

（李建初　王　莹）

第六节　静脉压迫综合征

左肾静脉压迫综合征

一、病因学

左肾静脉压迫综合征也称胡桃夹综合征或胡桃夹显像。胡桃夹综合征是因青春期身高迅速增长、椎体过度伸展、体型急剧变化等情况下，左肾静脉受压引起肾静脉压增高，使管壁很薄的静脉出现微小破裂或者在静脉窦和肾盏之间形成异常交通而发生血尿，还会引起蛋白尿。

二、病理解剖和病理生理

下腔静脉位于腹主动脉的右侧，两者并列于后腹壁，右肾静脉径直注入下腔静脉，而左肾静脉则需穿经腹主动脉与肠系膜上动脉所形成的夹角、跨越腹主动脉前方才注入下腔静脉。正常时，此夹角为45°～60°或宽4～5mm，被腹膜后脂肪、十二指肠第三段、淋巴结及腹膜等所填充使左肾静脉不致受压。但在某些情况下（如青春期增长迅速而形成瘦长体形，脊椎过度伸展、体位急剧变化等）夹角变小时，导致左肾静脉血流动力学改变，其结果为左肾静脉淤血扩张，引流入左肾静脉的静脉发生淤血或形成侧支循环，从而引起一系列的临床表现。

三、临床表现

本病可见于儿童、青少年及成人，多发于儿童。儿童发病年龄多为7～13岁，好发于体形瘦长者，以男性居多。主要临床表现为无症状肉眼血尿的发作，血尿多在剧烈运动之后和傍晚出现，有时左侧腹痛和腰痛，但在血尿期间患侧无症状者也不少见。肾功能检查一般无明显异常。本病具有血尿及蛋白尿，在立位和脊柱后伸位或运动后加重，俯卧位及休息时减轻的动态变化，尿中的红细胞、白细胞形态属非肾小球源性。

四、典型病例超声图像特征及诊断要点

病史：男，16岁，以"发现血尿1年，尿色加深6个月"为主诉就诊。患者不伴有睾丸胀痛，尿色目前呈鲜红色。

体征：腹平坦，未见静脉曲张；腹软，全腹无压痛、反跳痛；双肾无叩击痛，左睾丸皮下可见迂曲静脉。

其他医学影像：腹部CTA提示肠系膜上动脉与腹主动脉夹角处左肾静脉明显受压变细，受压远心段左肾静脉明显增粗，肾门区见少量迂曲扩张血管影。

实验室检查：尿红细胞检查阳性，形态为非肾小球源性（尿中红细胞形态正常比例>90%）；尿蛋白（+）。

超声诊断如下。

（1）二维超声　肠系膜上动脉段左肾静脉横切图像，可见腹主动脉与肠系膜上动脉之间的间隙明显变小，肠系膜上动脉几乎贴在腹主动脉前壁上，使左肾静脉明显受压。左肾静脉纵切图像见左肾静脉远心段（即腹主动脉及肠系膜上动脉左侧的肾静脉）明显

扩张，而腹主动脉与肠系膜上动脉之间的左肾静脉明显变窄，左肾静脉呈漏斗状（图4-40）。如超声检查发现左肾静脉扩张段内径为狭窄处内径3倍以上，且在脊柱后伸位20min后为4倍以上，同时结合临床表现可以确诊。

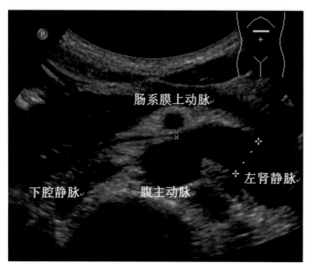

图4-40　胡桃夹综合征：左肾静脉受压横切二维超声图像，腹主动脉与肠系膜上动脉之间的间隙明显变小，左肾静脉受压（小测量图标所示），左肾静脉远心段明显扩张（大测量图标所示）

（2）彩色多普勒　由于左肾静脉走行于腹主动脉及肠系膜上动脉之间，影响局部血流检测，但彩色多普勒检查有利于识别左肾静脉。在左侧肾静脉扩张处血流速度明显低于右侧肾静脉，彩色血流呈暗红色，这与血流速度减慢有关。受压段静脉血流明显变细，速度增高使彩色血流信号亮度增强，并出现五彩样血流（图4-41）。尽管彩色多普勒能有效显示肾静脉各段血流，但是，为了避免彩色血流信号产生的伪像，不能以彩色血流宽度作为左肾静脉前后径测值。

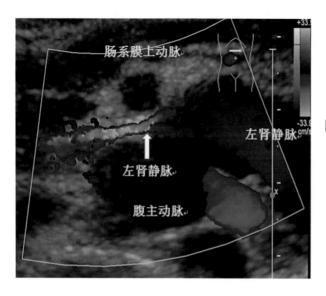

图4-41　胡桃夹综合征：左肾静脉受压横切彩色多普勒血流图像，腹主动脉与肠系膜上动脉之间受压段左肾静脉彩色血流明显变细，彩色血流信号亮度增强，并出现五彩样血流。左肾静脉远心段明显扩张，管腔内显示暗淡稀疏的红色血流

（3）脉冲多普勒 左肾静脉在左肾静脉受压狭窄处血流速度增高，血流频谱呈搏动性，频带明显增宽（图4-42）。而扩张段的肾静脉段血流呈连续性带状频谱（图4-43）。

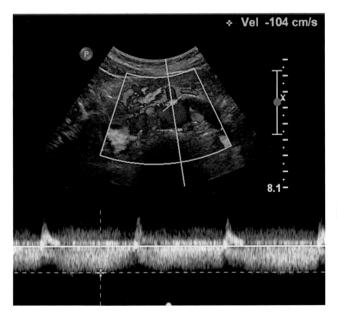

图4-42 胡桃夹综合征：左肾静脉受压横切脉冲多普勒图像，左肾静脉受压狭窄处血流速度增快，血流频谱呈搏动性，频带明显增宽

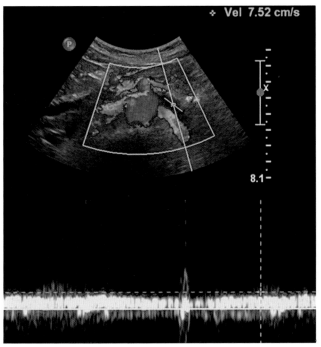

图4-43 胡桃夹综合征：左肾静脉受压横切脉冲多普勒图像，扩张段的肾静脉段血流速度缓慢，呈连续性带状频谱

超声诊断要点：① 超声检查发现左肾静脉扩张段内径为狭窄处内径3倍以上，在脊柱后伸位20min后为4倍以上。② 受压段左肾静脉血流明显变细，速度增高使彩色血流信号亮度增强，并出现五彩样血流。

五、超声图像鉴别诊断

目前，多普勒超声在胡桃夹综合征的诊断过程中，检查方法和诊断标准还不统一。国内学者报道的诊断标准为：仰卧位左肾静脉狭窄前扩张部位近端内径比狭窄部位内径宽3倍以上，脊柱后伸位15～20min后，其扩张部位内径比狭窄部位内径宽4倍以上。在诊断胡桃夹综合征时，除了依据上述参考诊断标准之外，还应密切结合临床资料，与原发性肾小球疾病、继发性肾脏损害、泌尿系感染和肾结石等鉴别。

六、临床价值

超声检查不仅能清楚地观察受压血管的形态、结构，还能准确提供其血流动力学变化情况的信息，对于诊断胡桃夹综合征很有帮助，并可做动态观察，是公认的胡桃夹综合征首选诊断方法。由于胡桃夹综合征多见于生长较快的瘦长体型儿童，随着患儿年龄增长，肠系膜上动脉与腹主动脉夹角处脂肪及结缔组织的增加或侧支循环的建立，使肾静脉压力减轻和淤血状态改善，上述症状将会减轻或消失，一般情况下无需特殊治疗，做超声随访即可，只有个别表现为持续血尿伴有疼痛的患儿需要行左肾静脉分流术。部分正常儿童在超声检查中也可出现胡桃夹现象，但多次尿检均未见明显异常，因此必须结合临床症状及其他检查多方面考虑。

髂静脉受压综合征

一、病因学

髂静脉受压综合征（Cockett's syndrome）是指髂静脉受髂动脉的骑跨压迫，导致髂静脉和下肢静脉回流障碍的一系列临床症状。

二、病理解剖和病理生理

位于下腔静脉左侧的腹主动脉末端分叉后，右髂总动脉必须从左髂总静脉前方跨过，此处恰为骶骨岬最前凸的部位，处于右髂总动脉与骶骨岬之间的左髂总静脉可能受压，在动脉和静脉之间形成纤维索带，或者在血管内形成内膜隔或粘连，导致左下肢静脉回流障碍，这不仅是左下肢深静脉好发血栓的潜在原因，而且也足以引起非血栓性水肿。这是髂总静脉受压的最常见类型，约占80%。此外，尚有主动脉完全骑跨髂总静脉，右髂外静脉在右髂总动脉分支处受压和左髂外静脉在腹股沟韧带处受压等少见类型。

三、临床表现

髂静脉受压综合征的最突出症状是不明原因的下肢水肿和乏力。因为女性骶岬部较男性更为前突，所以本病更多见于女性。常在骨盆发育完全后开始出现症状。月经期和温热后静脉内压升高可使下肢水肿加重。左髂总静脉受阻后，女性患者盆腔血液主要经盆腔静脉丛通过子宫静脉到性腺静脉侧支循环入肾静脉，所以出现下肢胀痛、月经量增多、子宫增大等症状。有时患者月经量增多比下肢水肿更为突出，易被误诊为功能性子宫出血。当误将子宫切除后，由于结扎子宫静脉，阻断了侧支循环，致使左下肢水肿加重，方想到本病。随着病程延长，因髂静脉回流障碍加重，使下肢静脉压进一步升高，导致深静脉瓣膜关闭功能不全，从而继发下肢静脉淤血的症状：下肢浅静脉曲张，小腿色素沉着及慢性溃疡等，与下肢静脉逆流性疾病的临床表现相似。静脉长期淤滞也可继发血栓形成。

四、典型病例超声图像特征及诊断要点

病史：女，36岁，以"左下肢反复非凹陷性肿胀伴局部色素沉着5年"为主诉入院。患者自述抬高患肢后肿胀未见明显好转，后逐渐出现下肢浅静脉迂曲扩张，并左下肢出现局部色素沉着，面积逐渐增大，偶伴瘙痒感。

体征：患者双下肢等长，左下肢稍肿胀，非凹陷性。左小腿可见大面积色素沉着，皮肤未见明显溃疡形成。双下肢皮温可，未见明显触压痛。运动及感觉功能未见明显异常。

其他医学影像：双下肢静脉造影：左侧髂静脉起始部显影不清，回流减速，未见侧支血管形成，考虑狭窄可能性大。下肢静脉超声示左下肢静脉反流伴浅静脉曲张。

实验室检查：血、尿、粪常规；血生化；凝血功能检查均未见明显异常。

超声诊断如下。

（1）二维超声　左髂总静脉管腔受压变窄或闭塞，可伴有静脉移位，同侧髂外静脉及股静脉可以扩张，管壁搏动减弱或消失，站立后或Valsalva试验髂总静脉内径变化不明显（图4-44）。病程较长者会形成同侧下肢深静脉血栓，并形成大量侧支循环。

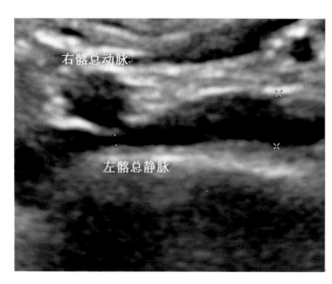

图4-44　髂静脉受压综合征，二维声像图示右髂总动脉后方左髂总静脉管腔受压变窄（小测量图标所示），其远心段髂总静脉扩张（大测量图标所示）

（2）彩色多普勒　左髂总静脉受前方的右髂总动脉挤压而血流变细，以收缩期明显，血流速度可以增高，但同侧髂外静脉及股静脉血流速度较对侧降低。受压完全闭塞时彩色血流中断，彩色血流中断处正好与右髂总动脉压迫处一致。侧支循环最常见于左髂总静脉，大多通过盆腔内丰富的吻合支逐渐扩张，并起代偿作用，盆腔内有多个圆形及带状暗区，其内可显示高速血流。

（3）脉冲多普勒　在左髂总静脉受压位置探及高速持续性血流频谱（图4-45），闭塞时局部无血流信号，而远侧髂外静脉和股静脉血流速度降低（图4-46），呼吸或Valsalva试验对频谱形态的影响不明显。

超声诊断要点：① 左髂总静脉管腔受压变窄或闭塞，同侧髂外静脉及股静脉可以扩张，站立后或Valsalva试验髂总静脉内径变化不明显。② 左髂总静脉受前方的右髂总动脉挤压而血流变细，血流速度可以增高，但同侧髂外静脉及股静脉血流速度较对侧降低。

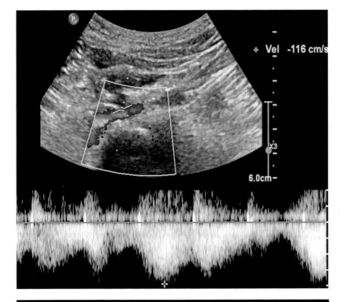

图4-45 髂静脉受压综合征，脉冲多普勒超声图像示左髂总静脉受压段探及高速持续性血流频谱

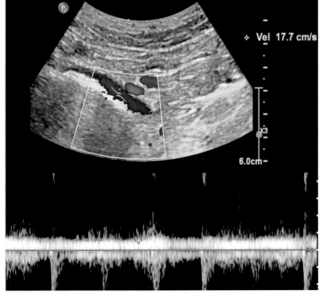

图4-46 髂静脉受压综合征，脉冲多普勒超声图像示受压远段髂总静脉血流速度降低

五、超声图像鉴别诊断

当多普勒超声显示左髂总静脉被右髂总动脉压迫明显变窄时，结合临床资料可以考虑髂静脉压迫综合征的可能性，但必须与有相同症状的髂静脉-股静脉（髂股静脉）血栓形成、下腔静脉综合征和下肢淋巴性水肿等疾病鉴别。

六、临床价值

多普勒超声能够准确显示左髂总静脉受压的部位，同时可以评价受压程度，观察是否有继发性下肢静脉血栓形成，为临床诊断和治疗提供重要的参考意见。

（唐　杰）

第五章　门脉系统疾病

第一节　门静脉高压症

一、病因学

　　各种原因造成门静脉血流受阻，门静脉系统压力升高，大于 $10 \sim 12cmH_2O$，由此产生一系列血流动力学改变和临床症状，称为门静脉高压。肝硬化是门静脉高压的主要病因，肝硬化结节和纤维化的肝实质阻碍血流进入肝脏时，则产生门静脉高压。

二、病理解剖和病理生理

　　按门静脉阻力增加的部位分肝前、肝内、肝后三型。肝前型包括门静脉阻塞、受压或畸形狭窄等。肝后型常见于布加综合征、缩窄性心包炎等。肝内型包括窦前性、窦性、窦后性。窦前性常见于肝动脉小分支与门静脉小分支在汇入肝窦前出现异常吻合，使压力高的动脉血进入门静脉，造成门静脉压力增高。窦性指肝血窦闭塞，使门静脉回流受阻。窦后指由于假小叶压迫小叶下静脉，使肝窦内血流流出受阻，从而影响门静脉血流入肝血窦。

三、临床表现

　　一般病情进展缓慢，可出现食欲减退、腹胀、脾脏功能亢进等症状。

四、典型病例超声图像特征及诊断要点

　　病史：男，53岁，既往诊断"酒精性肝硬化"，予对症治疗，反复食欲缺乏、腹胀7

年余，再发1周伴呕吐。

体征：身目黄染。

其他医学影像：电子胃镜、MR诊断"酒精性肝硬化，食管静脉曲张、门脉高压性胃病"。

实验室检查：转氨酶升高、凝血功能异常。

超声诊断：门静脉高压症。

超声诊断要点：① 门静脉主干内径增宽，大于13mm（图5-1）；血流方向呈双向或离肝血流（图5-2）；流速可减低；频谱形态平坦，无正常呼吸变化（图5-3）。② 侧支循环形成，常见附脐静脉开放、胃冠状静脉（胃左静脉）扩张（图5-4）。③ 胆囊壁增厚，呈"双边征"。④ 脾大。⑤ 腹水。

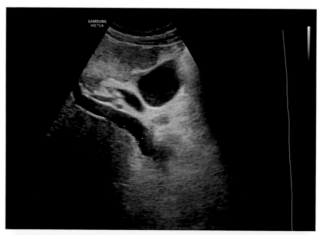

图5-1　二维声像图显示门静脉主干增宽，内径为17mm

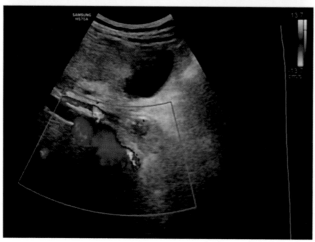

图5-2　CDFI显示门静脉主干血流呈双向

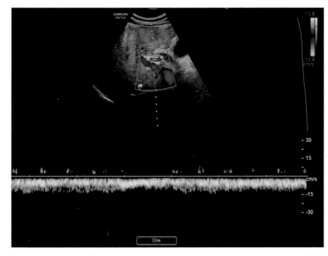

图5-3　频谱多普勒示门静脉主干离肝血流流速为12cm/s，频谱形态平坦，不随呼吸运动改变

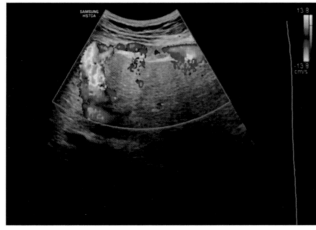

图5-4　侧支循环形成：附脐静脉开放，CDFI显示彩色血流信号从门静脉左支囊部向前、向下延伸至肝包膜下，沿腹壁走行至脐

五、超声图像鉴别诊断

（1）门静脉高压性肝硬化　肝脏多缩小，门静脉血流往往通畅，合并门静脉血栓时多为附壁，栓子内部无血流信号。

（2）弥漫性肝癌　肝脏多增大，可合并门静脉癌栓，癌栓内可探及动脉血流信号。

六、临床价值

二维超声能够对门静脉高压产生原因及伴随征象进行判断，彩色多普勒和频谱多普勒可以探测门静脉血流方向及门静脉流速，通过侧支循环情况评估门静脉高压的严重程度，对于预测胃底静脉曲张破裂出血有重要意义。对于进行门静脉高压分流术的患者，有利于观察吻合口及支架通畅情况。

（罗葆明　许晓琳）

第二节　门静脉阻塞性疾病

一、病因学

门静脉阻塞可继发于多种原因，常见的原因包括血栓形成、癌栓，肿瘤或肿大淋巴结对门静脉的压迫，炎症、创伤、门静脉硬化症等。

二、病理解剖和病理生理

由于门静脉高压、肿瘤或肿大淋巴结压迫等引起血流淤滞，或者感染性疾病导致门静脉内膜受损可形成门静脉血栓。肿瘤发生门静脉转移可以形成门静脉癌栓。门静脉硬化症也称为特发性门静脉高压症，是由于门静脉管壁慢性进行性炎症、纤维化，导致管壁增厚，管腔狭窄或闭塞导致肝内窦前型阻塞性门静脉高压。

三、临床表现

可出现门静脉高压相关临床特征表现。

四、典型病例超声图像特征及诊断要点

病史：男，56岁，10年前有"急性肝炎"病史，3个月前体检发现肝肿物，行手术切除、TACE治疗，术后病理为中低分化肝细胞癌。术后1个月返院复查。

体征：一般状态良好，无特殊体征。

其他医学影像：腹部CT示门静脉主干、左右支弥漫性癌栓形成；脾大；腹水；食管-胃底静脉曲张。

实验室检查：甲胎蛋白明显升高。

超声诊断：门静脉癌栓合并血栓形成。

超声诊断要点：① 门静脉主干或分支管腔内实性回声（图5-5）。② 完全栓塞时，管腔内不显示血流；不完全栓塞时，管腔内血流变细，彩色血流充盈缺损（图5-6）。③ 癌栓内可见动脉血流信号（图5-7、图5-8）。

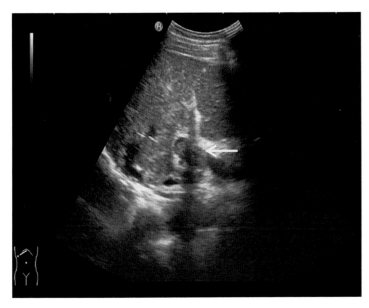

图5-5　二维声像图示门静脉主干及右支起始段内团块状实性低回声

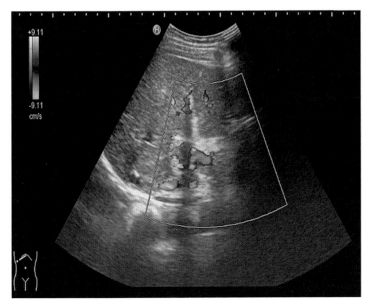

图5-6　CDFI显示门静脉主干及右支起始段内血流充盈缺损，彩色血流信号沿实性回声团周边绕行

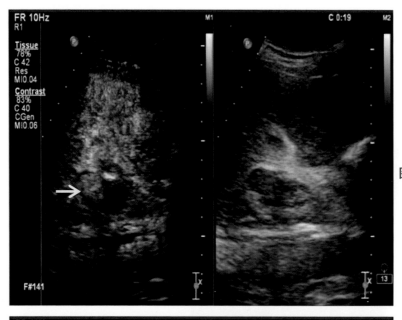

图5-7　超声造影动脉期：门静脉主干近右支实性团块呈高增强，为癌栓，其远心端实性团块无增强，为血栓

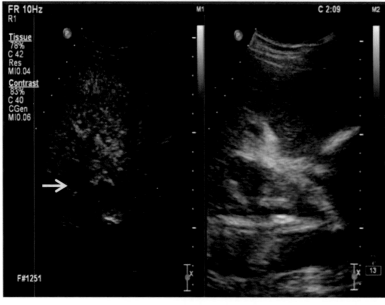

图5-8　超声造影门脉期：门静脉主干近右支实性团块增强剂消退，呈低增强，为癌栓，其远心端全程无增强，为血栓

五、超声图像鉴别诊断

（1）癌栓　门静脉管径增宽，管壁模糊，管腔内实性团块可探及动脉血流信号。超声造影呈"快进、快退"血流灌注特征。

（2）血栓 门静脉管壁连续，血栓多发生在门静脉较大分支，多为附壁血栓，与管壁分界清楚，血栓内不能探及血流信号，超声造影为无血流灌注。

六、临床价值

二维超声能够识别门静脉栓塞的部位、程度、范围，超声造影能够鉴别血栓和癌栓，对临床治疗方案的选择有较大帮助。

（罗葆明 许晓琳）

第三节 门静脉海绵样变性

一、病因学

门静脉主干和（或）分支完全性或部分性阻塞后，在其周围形成大量侧支静脉，引流远端血液入肝的代偿性病变。

二、病理解剖和病理生理

原发性门静脉海绵样变性少见，由于门静脉系统先天性发育异常使得门静脉管腔狭窄或闭锁。继发性门静脉海绵样变性多由于门静脉高压时门静脉血栓形成，或者凝血性疾病、感染性疾病、外在压迫、癌栓形成等造成门静脉血流淤滞受阻。门静脉周围的小静脉扩张，形成囊状、串珠状或蜂窝状扩张迂曲的管腔结构，与阻塞远端的门静脉相通，引流阻塞远端门静脉血液进入肝内门静脉。

三、临床表现

脾大、脾功能亢进、消化道出血及腹水等主要表现。

四、典型病例超声图像特征及诊断要点

病史：男，10岁，2个月前无明显诱因出现发热，咳嗽，血小板减少，诊断为"血小板减少性紫癜"，由于血小板低，要求进一步治疗。

体征：无皮疹，无出血点，浅表淋巴结未触及肿大。肝肋下未及，脾肋下可触及。

其他医学影像：腹部CT示脾脏增大，CTA示门静脉、脾静脉海绵样变。

实验室检查：血小板减少，$36 \times 10^9/L$。

超声诊断：门静脉海绵样变。

超声诊断要点：① 门静脉正常结构消失，取而代之的是蜂窝状无回声区或迂曲管状回声（图5-9）。② 门静脉壁增厚，回声增高，肝内门静脉分支狭窄变细或者闭锁呈条索状结构。③ 彩色多普勒：门静脉结构紊乱，蜂窝状无回声或管状回声内可见红蓝互通彩色血流（图5-10）；狭窄或闭锁的门静脉分支血流变细或无法探测到彩色血流信号（图5-11）。

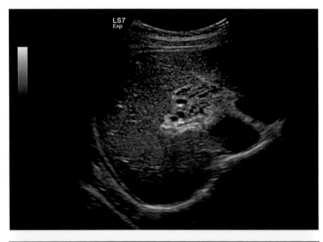

图5-9 二维声像图示门静脉右支正常结构消失，取而代之的是蜂窝状结构

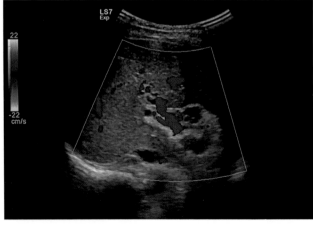

图5-10 CDFI示蜂窝状结构内红蓝彩色血流信号

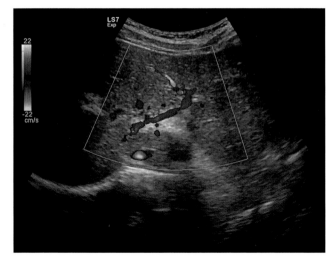

图5-11　CDFI示门静脉左支狭窄
变细

五、超声图像鉴别诊断

（1）肝门部多囊性病变或实性病变　肝门部一般能显示正常门静脉主干，门静脉左右支及矢状部结构正常。CDFI显示多囊性病变无回声区内多无彩色血流信号，实性病变可有彩色血流信号。

（2）门静脉扭曲　门静脉管腔结构存在，走形扭曲，呈"S"形，彩色多普勒以弯曲处为分界充盈红、蓝色血流信号。频谱多普勒可见弯曲处两边为反向的静脉频谱。

（3）肝硬化胃底静脉曲张　胃底部、脾肾隐窝及胃脾隐窝处可见蜂窝状无回声，彩色多普勒显示深红色或深蓝色低速血流。频谱多普勒为静脉血流频谱。

六、临床价值

超声可以显示门静脉海绵样变发生的位置、范围，能够对其产生的原因进行观察。

（罗葆明　许晓琳）

参考文献

[1] 何文主译. 血管与血管内超声刚要. 天津：天津科技翻译出版有限公司, 2013.

[2] 徐智章, 张爱宏主编. 外周血管超声彩色血流成像. 北京：人民卫生出版社, 2002.

[3] 唐杰, 温朝阳主编. 腹部和外周血管彩色多普勒诊. 第3版. 北京：人民卫生出版社, 2007.

[4] 温朝阳, 童一砂主译. 血管超声经典教程. 第6版. 北京：科学出版社, 2017.

[5] 周永昌, 郭万学. 超声医学. 第5版. 北京：科学技术文献出版社, 2006.

[6] 陆恩祥, 任卫东等. 腹部血管超声诊断图谱. 辽宁：科学技术文献出版社, 2006.

[7] 中华医学会风湿病学分会. 大动脉炎诊治指南(草案). 中华风湿病学杂志. 2004, 8(8)：502-503.

[8] Olin J W, Sealove B A. Diagnosis, management, and future developments of fibromuscular dysplasia. J Vasc Surg, 2011, 53: 826-836.

[9] Garg K, Rockman C B, Lee V, et al. Presentation and management of carotid artery aneurysms and pseudoaneurysms. J Vasc Surg, 2012, 55: 1618-1622.

[10] Mason J C. Takayasu arteritis-advances in diagnosis and management. Nat Rev Rheumatol, 2010, 6: 406-415.

[11] Koch Sebastian, Romano Jose G, et al. Ultrasound Velocity Criteria for Vertebral Origin Stenosis. J Neuroimaging, 2009, 19(3): 242-245.

[12] Skoda Ondřej, Kalvach Pavel, et al. Non-invasive evaluation of proximal vertebral artery stenosis using color Doppler sonography and CT angiography. J Neuroradiol, 2014, 41(5): 336-341.

[13] Kuy S, Dua A, et al. Cavernous transformation of the portal vein. J Vasc Surg, 2016, 63(2): 529.

[14] Bloom S, Kemp W, et al. Portal hypertension: pathophysiology, diagnosis and management. Intern Med J, 2015, 45(1): 16-26.

[15] Roccarina D, Rosselli M, et al. Elastography methods for the non-invasive assessment of portal hypertension. Expert Rev Gastrpenterol Hepatol, 2018, 12(2): 155-164.

[16] Arora A, Sarin S K. Multimodality imaging of primary extrahepatic portal vein obstrustion (EHPVO): what every radiologist should know. Br J Radiol, 2015, 88 (1052).

[17] Kumar A, Sharma P, et al. Review article: portal vein obstruction-epidemiology, pathogenesis, natural history, prognosis and treatment. Aliment Pharmacol Ther, 2015, 41(3): 276.

[18] FJ Carneiro, E Carrijo, ST Araújo, et. al. Popliteal Artery Entrapment Syndrome: A Case Report and Review of the Literature . Am J Case Rep, 2018, 19: 29-34.

[19] M Jarraya, S Simmons, A Farber, et al. Uncommon Diseases of The Popliteal Artery: A Pictorial Review. Insights Imaging, 2016, 7(5): 679-688.

[20] Wigley F M, Flavahan N A. Raynaud's phenomenon. N Engl J Med, 2016, 375(6): 556-565.

[21] Garner R, Kumari R, Lanyon R, et a1. Prevalence, risk factors and associations of primary Raynaud's phenomenon: Systematic review and meta-analysis of observational studies. BMJ Open, 2015, 5(3): e006389.